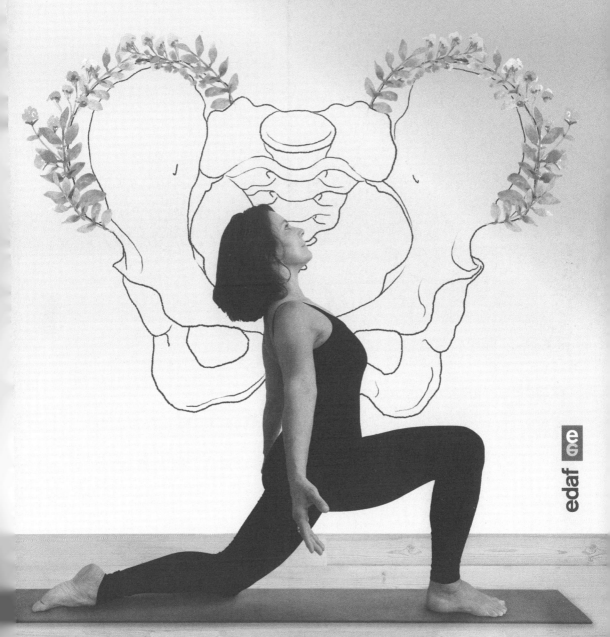

NAMASTÉ

Yoga para la mujer,
en todas las etapas de la vida

edaf

ELENA FERRARIS

El yoga es como la música:
el ritmo del cuerpo,
la melodía de la mente
y la armonía del alma.

—B.K.S. Iyengar

ELENA FERRARIS

NAMASTÉ

Yoga para la mujer,
en todas las etapas de la vida

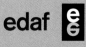

www.edaf.net

MADRID - MÉXICO - BUENOS AIRES - SANTIAGO

2021

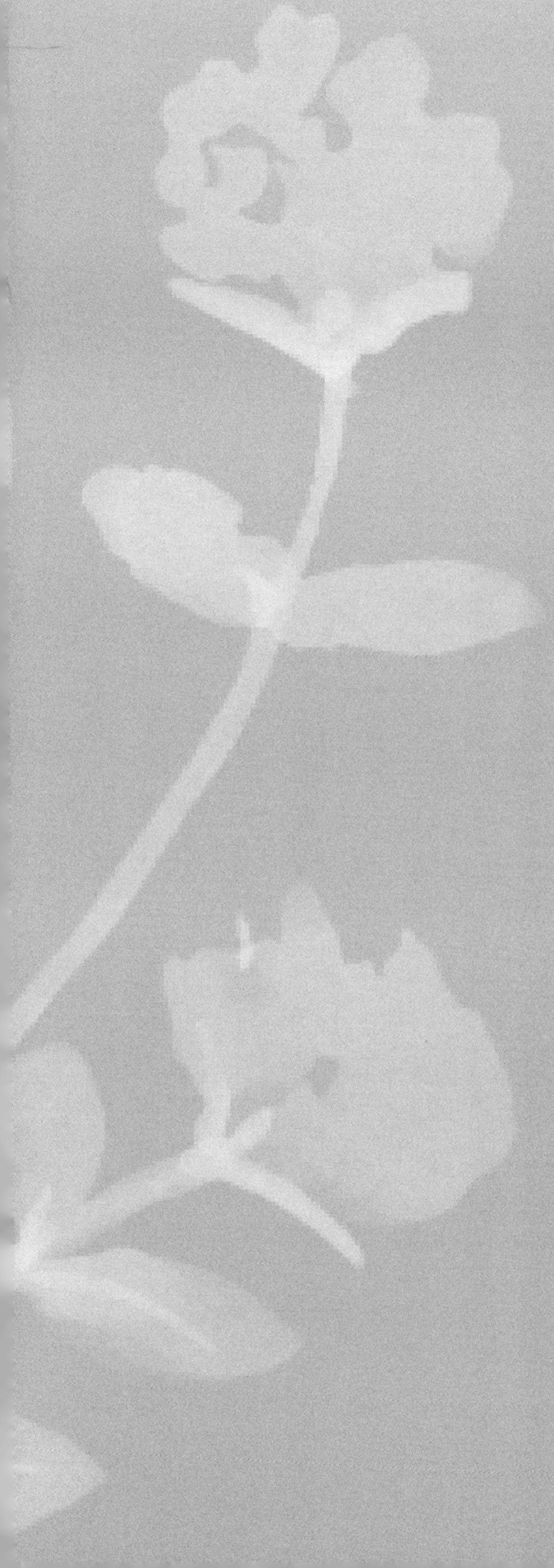

A mis hijos,
A Kate,
A mi familia,
A mis amigos,
A mis alumnos,
A mis profesores,
… mis maestros.

© 2021. Elena Ferraris
© Diseño de la cubierta e ilustraciones de interior: Marta Elza
© 2021. Del prólogo, Virginia Mosquera

© 2021. De esta edición, Editorial EDAF, S.L.U.

Diseño de la cubierta: Marta Elza
Diseño de interior y maquetación: Diseño y Control Gráfico, S.L.

Editorial Edaf, S.L.U.
Jorge Juan, 68,
28009 Madrid, España
Teléf.: (34) 91 435 82 60
www.edaf.net
edaf@edaf.net

Ediciones Algaba, S.A. de C.V.
Calle 21, Poniente 3323 - Entre la 33 sur y la 35 sur
Colonia Belisario Domínguez
Puebla 72180, México
Telf.: 52 22 22 11 13 87
jaime.breton@edaf.com.mx

Edaf del Plata, S.A.
Chile, 2222
1227 Buenos Aires (Argentina)
edaf4@speedy.com.ar

Editorial Edaf Chile
Avda. Charles Aranguiz Sandoval, 0367
Ex. Circunvalación, Puente Alto
Santiago - Chile
+56 2 2707 8100
+56 9 9999 9855

Noviembre de 2021

ISBN: 978-84-414-4114-9
Depósito legal: M-23312-2021

PRINTED IN SPAIN   IMPRESO EN ESPAÑA
COFÁS

CONTENIDO

· · · · · ·

AGRADECIMIENTOS

· · · · · · · ·

Cuando pensaba en escribir estos agradecimientos, sinceramente no sabía por dónde empezar, sobre todo me inquietaba la idea de dar un orden a los agradecimientos, pues me parecía algo complicadísimo.

Sin duda, algunas personas han estado más involucradas que otras, pero incluso la contribución más pequeña ha sido extremadamente valiosa. Y puedo seguir porque estoy agradecida a la vida, al yoga, a todas las experiencias…

Bueno, voy a empezar…

Quiero dar las gracias a Kate Regan, por escuchar día tras día hablar del libro, de yoga, de mujeres, por las idas y venidas, y por estar siempre ahí, dispuesta a escuchar y contribuir de forma auténtica.

A mis hijos, por apoyarme y ser comprensivos con mi tiempo y mi atención. Por ser mis grandes maestros todos los días. Gracias mil a la parte de mi familia que durante el tiempo de elaboración de este libro no he podido tener cerca, pero que incluso desde lejos ha querido hacerme sentir, y me ha llegado, todo su apoyo.

Mi más profunda gratitud también a Patricia Meneses, una de las personas esenciales para este libro: amiga, alumna y mentora, a la que estoy profundamente agradecida por escuchar mis dudas, por inspirarme, y estar siempre disponible, además de sugerir ideas y giros.

A Virginia Mosquera, por acompañarme todos estos años como alumna, como amiga, como escritora y por sugerirme el título del libro.

De corazón, quiero agradecer a todos y cada uno de mis alumnas y alumnos: son la inspiración diaria en mi trabajo.

Quiero expresar mi eterna gratitud a todos los profesores y mentores que he tenido desde que he empezado con el yoga: Montse Cob, Ramón Clares, Marta Mahou, Judith Hanson Lasater, Max Strom, Donna Fahri, Carola García y muchos más que no he conocido personalmente, pero que con sus enseñanzas han contribuido y siguen contribuyendo a mi crecimiento y a mostrarme los infinitos caminos que tiene el yoga.

Estoy profundamente agradecida a editorial EDAF por confiar en mí, especialmente a mi editora Esperanza, por darme esta oportunidad maravillosa, por su cariño y cercanía; a Marta Elza, por su paciencia, y por plasmar las ilustraciones de forma tan elegante.

Gracias por el apoyo indispensable de Hada Martínez y Aurelia González, las sugerencias de Sky, Michael y Jacki. Quiero agradecer a todo el equipo de Elena Ferraris Yoga, en especial a Alicia Coccia, por nuestras largas conversaciones sobre yoga (y no solo).

Gracias a Mayte Criado, por confiar en mí para empezar hace seis años la formación de yoga para la mujer en la Escuela Internacional de Yoga, pues el libro sin duda se ha enriquecido gracias a esta formación.

Gracias a todas la mujeres que han pasado por mi vida de forma breve o más larga.

GRAZIE!

PRÓLOGO

Las mujeres habitamos un cuerpo definido por el cambio. Un cuerpo que, como las aguas de un río, nace como nieve virgen, fluye con brío por las laderas y acaba conformando todo un océano, que se evapora y vuelve al río. Ese océano que somos, con sus mareas, sus corrientes, sus tsunamis, con la calma infinita y el conocimiento ancestral, esas aguas capaces de albergar la vida y el origen, son el material de trabajo de Elena.

Cuando la conocí acababa de dar a luz a mi primera hija, yo era joven y a la vez ya no tanto. Elena me enseñó a acoger en mi cuerpo mi maternidad en aquel momento de turbulencias, del mismo modo que ahora me enseña a abrirme al inmenso poder de la madurez femenina. A fluir, a ir siendo, como el agua misma, con el *flow*.

Recuerdo asistir a aquellas clases con mi bebé, recuerdo la sensación infinita de reencontrarme con mi cuerpo, mi piel y mis sensaciones, a volver a ser la que era y la que seré, a acoger el cambio en mi cuerpo, inspirando, espirando, de asana en asana. Al terminar aquella primera clase, me dijo una frase que poco después escribiría en uno de mis libros: «La maternidad te cierra puertas, pero también te abre ventanas, has de acogerla en tu cuerpo». Aquella frase, aquellas clases, me llevaron ladera abajo y arriba a la persona que soy ahora.

El yoga de Elena me ha permitido dejar salir a la mujer que ya era, para convertirme en el océano que ahora soy. Su yoga me enseña a descubrir todas las mujeres que soy. Abrazar y comprender la huella que va dejando la vida, las marcas de la explosiva pubertad, el espacio que habitan los hijos —para siempre—, la regeneración creativa de la menopausia, y las infinitas mujeres que voy siendo dependiendo de cada día del mes.

Conocer y acompañar esa naturaleza líquida, fluida, deliciosa de la mujer, es el arte del yoga de Elena. Y es que detrás de toda gran mujer —que va siendo— siempre hay otra, que la sostiene y apoya, su querida maestra de yoga.

Namasté, querida Elena, y gracias por poner en papel este libro tan necesario, tu sabiduría de océano.

Virginia Mosquera,
autora de *Motherland*

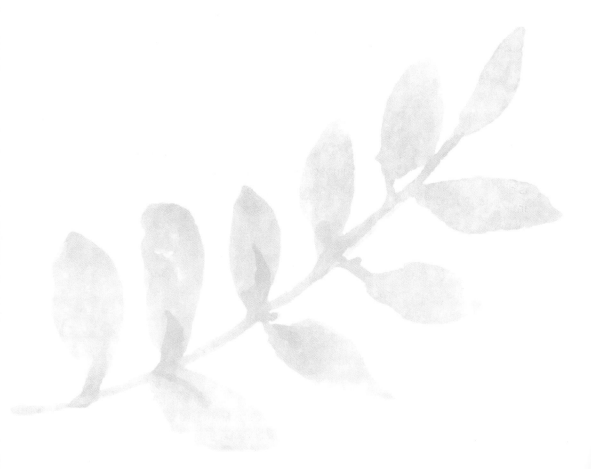

INTRODUCCIÓN

· · · · · · ·

El yoga es una disciplina milenaria con origen en la India, y, como en muchas disciplinas orientales, también dentro del yoga hay muchas escuelas diferentes. En Occidente la parte más conocida del yoga son las asanas (posturas). Originalmente las asanas se practicaban para preparar el cuerpo a mantener una postura sentada durante una meditación prolongada y fueron diseñadas principalmente por hombres y para hombres.

Hoy en día la práctica de asanas tiene también muchos otros objetivos, entre los que cabe citar reducir el estrés, aliviar dolores de espalda, mejorar la concentración, recuperarse después de una lesión, y principalmente mantener un estado de salud global a nivel físico, mental y emocional. Hace relativamente poco que las mujeres practican yoga, aunque sin duda alguna, ahora son las que más lo hacen.

La vida de las mujeres ha cambiado mucho en las últimas décadas, a veces asumiendo un ritmo vertiginoso para poder abarcarlo todo, en las distintas facetas o ámbitos en los que se mueve: la vida profesional, familiar, social… El estrés que produce este ritmo de vida puede afectar a nuestro sistema inmune, creando desequilibrios hormonales —desde menstruaciones irregulares a quistes ováricos.

> Más que nunca el cuidarse a una misma, a todos los niveles, se ha convertido en una prioridad y el yoga puede ser una gran herramienta en ese autocuidado físico, emocional y mental, enseñándonos el camino para querernos a nosotras mismas, honrar nuestras etapas y crear salud.

Yoga para la mujer, no solo porque nuestros ciclos, cambios hormonales, cambios vitales, etc., influyen en la intensidad y en los ajustes de las posturas, sino también porque anatómicamente nuestra pelvis es diferente a la pelvis de un hombre.

Muchas grandes maestras de yoga han contribuido durante las últimas décadas a que el yoga evolucionase como disciplina, teniendo en cuenta a la mujer y sus diferentes etapas, desde Geeta Iyengar, Patricia Walden o Judith Hanson-Lasater. Gracias precisamente al trabajo de Judith Hanson-Lasater ciertos ajustes, hasta ahora considerados pilares en la práctica del yoga, se están redefiniendo, teniendo en cuenta la anatomía de la pelvis y sobre todo la anatomía de la pelvis femenina.

Mi objetivo con este libro es ofrecer a todas las mujeres (familiarizadas o no con el yoga) un acercamiento a su práctica, respetando los ciclos y la fisiología femenina, y proporcionar pautas sobre cómo adaptarla para crear —incluso en los momentos más difíciles— armonía en nuestras vidas. Esta obra, quiere, además, invitar a las mujeres a aplicar el yoga fuera de la esterilla, a utilizarlo en nuestro día a día para poder identificar lo que nos sienta bien o nos favorece en cada momento y estar en contacto real con nuestras necesidades.

El libro comienza con unos apuntes anatómicos sobre la columna, la pelvis y la respiración, que son los puntos clave que constituyen la base de la primera parte, en la que veremos con detalle las asanas, sus ajustes y sus beneficios, con ayuda de ilustraciones que aclararán las instrucciones y sus variantes.

A continuación, exploraremos cuatro etapas en la vida de la mujer: la menstruación, el embarazo y el postparto, la maternidad (y la conciliación) y, por último, la transición hacia la menopausia. Trataremos los aspectos fisiológicos, emocionales, las diferentes necesidades y cómo la práctica de yoga y sus adaptaciones pueden ayudar a potenciar nuestra conexión interna, aliviar molestias asociadas a cada etapa (desde síndrome premenstrual, dolores de cabeza, sofocos, etc.) y ser un acompañante sabio en nuestra vida diaria.

En la última parte he querido ilustrar y daros unas pautas sobre cómo estructurar una práctica personal según el tiempo del que dispongáis, con prácticas más cortas o más largas, y según la fase en la que os encontréis.

MI TRAYECTORIA PERSONAL • • • • • • • • • • • • • • •

Desde pequeña, ya conectar con mi cuerpo me proporcionaba cierta calma, aunque en realidad no lo supe entender ni canalizar por completo. Después, el paso del tiempo, la llegada de la adolescencia y la primera juventud fueron años confusos, intensos, donde pasaba por momentos de conexión conmigo misma a momentos de completa desconexión, reinaba una especie de caos. Finalmente, antes de cumplir los 30 años descubrí el yoga y emprendí el camino de reencuentro conmigo misma. En aquellos años estaba trabajando a un ritmo vertiginoso en el ámbito de la producción audiovisual y la práctica del yoga se hizo imprescindible, hasta que unos años más tarde empecé a formarme como profesora, dejé progresivamente el mundo audiovisual para dedicarme al yoga. Mientras tanto tuve a mis dos hijos y llegó la revolución de la maternidad y otras turbulencias… y el yoga estuvo allí en todo momento, para poner en duda mis decisiones, para enseñarme el camino, como un pilar, una especie de brújula en mi vida. Y ahora, ya después de haber cumplido los 50, hay menos turbulencias o, si las hay, son diferentes, el yoga sigue siendo mi hogar, mi campamento base, mi mejor amiga que siempre está allí, asesorándome día a día para vivir en conexión y armonía conmigo misma y, por consiguiente, con lo que me rodea.

La forma más común
en que las personas renuncian
a su poder es pensar
que no lo tienen.

—Alice Walker

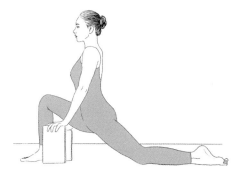

1

SENTANDO LAS BASES

• • • • • • • • •

LA COLUMNA NEUTRAL

LA COLUMNA VERTEBRAL

Nuestra columna vertebral no solo es el centro estructural del cuerpo, sino también el principal punto de interés de la práctica de las asanas. Todas las posturas de yoga involucran la columna: las posturas de pie, las sentadas, las supinas, las invertidas y las torsiones.

Nuestra columna consta de treinta y tres huesos divididos en cinco segmentos:

- Cervicales: 7 vértebras
- Dorsales: 12 vértebras unidas a las costillas
- Lumbares: 5 vértebras
- Sacro: 5 vértebras fusionadas
- Coxis: 3 a 5 vértebras fusionadas

La función de la columna es la de mantenernos erguidas y las vértebras protegen a los nervios de la médula espinal.

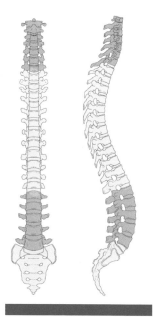

Curvas naturales de la columna

Encontrar espacio en la columna vertebral equivale a encontrar espacio en la médula espinal.

Además, las costillas y muchos músculos, entre los cuales se encuentra el diafragma, los músculos abdominales y el psoas, y otros músculos más pequeños que conectan desde la cabeza hasta las extremidades inferiores con la columna, se insertan en la columna vertebral ofreciendo así protección a los órganos.

LAS CURVATURAS NATURALES DE LA COLUMNA

Las vértebras se organizan formando diferentes curvas, curvas que permiten distribuir el peso a lo largo de la columna, amortiguar los golpes y también facilitar cierta libertad de movimiento entre los diferentes segmentos. Además, si la columna fuese recta, la musculatura que la rodea tendría que estar en constante tensión.

De forma natural, la columna tiene 4 curvaturas:

1. La *cervical*: cóncava en su parte posterior
2. La *dorsal*: cóncava en su parte anterior
3. La *lumbar*: cóncava en su parte posterior
4. La *sacral*: cóncava en su parte anterior

Estas cuatro curvaturas se dividen, a su vez, en dos grupos: las curvaturas primarias y las curvaturas secundarias.

Curvaturas primarias. Se denominan primarias, porque son las que tenemos al nacer, y son: la curvatura sacral y la curvatura dorsal. Las curvaturas primarias son más estables y tienen más rigidez.

Nuestra columna tiene mayor longitud y estabilidad cuando se encuentra en su posición neutral, es decir, cuando no intentamos ponerla recta, sino que respetamos sus curvas: hay más espacio entre las vértebras para los discos intervertebrales, y los órganos se colocan proporcionando soporte orgánico el uno al otro, sin que otros músculos tengan que compensar para dar ese soporte y sin ejercer presión sobre los mismos órganos.

Curvaturas secundarias. Se denominan secundarias, porque se desarrollan cuando los bebés se encuentran en la etapa en que empiezan a sujetar la cabeza y a gatear, para después ponerse erguidos. Las curvaturas secundarias son la cervical y la lumbar. Las curvaturas secundarias son menos estables y tienen más movilidad.

Estas curvas naturales pueden cambiar de persona a persona, ser más o menos pronunciadas y variar por constitución física y aspectos anatómicos concretos. Lo importante es encontrar en las curvas proporción y sobre todo armonía.

Así que cuando respetamos las curvas naturales de nuestra columna hablamos de una columna neutral.

Nuestra columna tiene mayor longitud y estabilidad cuando se encuentra en su posición neutral, es decir, cuando no intentamos ponerla recta, sino que respetamos sus curvas: hay más espacio entres las vértebras para los discos intervertebrales, y los órganos se colocan proporcionando soporte orgánico el uno al otro, sin que otros músculos tengan que compensar para dar ese soporte y sin ejercer presión sobre los mismos órganos.

Apliquemos esto en un ejemplo práctico, en la postura de reposo constructivo: tumbadas boca arriba en el suelo con las rodillas dobladas y las plantas de los pies en el suelo, nuestro, sacro estará en contacto con el suelo, nuestras lumbares no lo estarán, las dorsales sí lo estarán y el cuello no estará en contacto con el suelo.

Para encontrar la neutralidad de la columna podemos acercar o alejar los pies de la nalgas. Cuando los pies están más cerca de las nalgas, el apoyo del sacro estará más hacia las lumbares (aplanándolas más hacia el suelo), mientras que cuando los pies se alejan de las nalgas

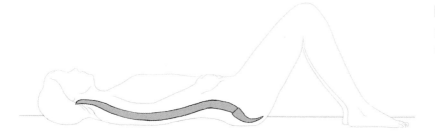

Posición neutral
de la columna

el apoyo del sacro estará más dirigido hacia el coxis (y las lumbares acentúan su arco).

MOVIMIENTOS DE LA COLUMNA

Para poder mantener las curvaturas de la columna sanas y ágiles es importante movilizar la columna y ocasionalmente salir de esta neutralidad. Es justo por eso por lo que las posturas de yoga contribuyen a mantener una columna sana, ya que las asanas no solo la movilizan, sino que en algunas ocasiones salimos de esa neutralidad.

Los movimientos que podemos hacer con nuestra columna son:

- Flexión
- Extensión
- Flexión lateral
- Rotación

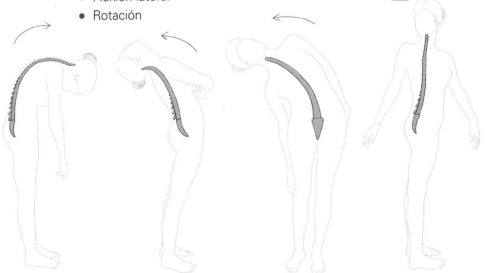

DISCOS INTERVERTEBRALES

De izquierda a derecha: flexión, extensión, flexión lateral y rotación

Para mantener la columna vertebral sana y ágil es muy importante no comprimir los espacios entre las vértebras, los discos intervertebrales, y cuidar de que mantengan su naturaleza mullida. A partir de los 30 años va cesando el riego sanguíneo directo al núcleo de los discos intervertebrales y estos se van nutriendo de los tejidos adyacentes para poder

> El proceso mediante el cual los discos van absorbiendo los nutrientes y fluidos se llama imbibición. Y es justamente al pasar por todo el rango de movimiento de la columna cuando se favorece ese proceso de absorción.
>
> Cuando flexionamos, extendemos, rotamos o inclinamos la columna ejercemos presión sobre un lado descomprimiendo y abriendo el otro lado. Así el lado «abierto» se expone a esa absorción pasiva de nutrientes y fluidos.

mantenerse esponjosos y así llevar a cabo su función amortiguadora, mantener la movilidad de la columna y asegurar el espacio necesario entre las vértebras para que los nervios no sean comprimidos.

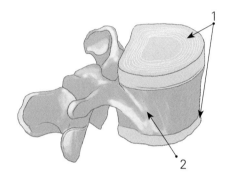

El proceso mediante el cual los discos van absorbiendo los nutrientes y los fluidos se llama imbibición. Y es justamente al pasar por todo el rango de movimiento de la columna cuando se favorece ese proceso de absorción.

Cuando flexionamos, extendemos, rotamos o inclinamos la columna ejercemos presión sobre un lado descomprimiendo y abriendo el otro lado. Así el lado «abierto» se expone a esa absorción pasiva de nutrientes y fluidos.

1. Disco intervertebral

2. Vértebra

Cuando hacemos, por ejemplo, una extensión de columna, será la parte frontal del disco la que se abra y absorba más nutrientes. Con una flexión hacia delante será la parte posterior del disco la que reciba más fluidos.

LA PELVIS

La palabra *pelvis* procede del latín y su significado original es vasija. Realmente la pelvis es un cuenco, un contenedor que da cabida a los órganos reproductivos y los órganos de la digestión, asimilación y eliminación.

Además, es la base de la columna, el centro donde se une la parte superior e inferior del cuerpo y el lugar donde se inicia la mayor parte de nuestros movimientos.

Sentando las bases

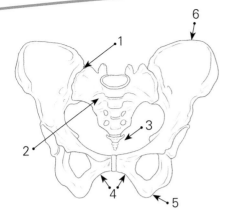

La posición de la pelvis afecta a nuestra columna, incluidos el cuello y la cabeza.

La pelvis está formada por:

- los 2 huesos ilíacos: cada uno compuesto por ilion, isquion y pubis
- el sacro
- el coxis

La pelvis

1. Articulación sacroilíaca

2. Sacro

3. Coxis

4. Pubis

5. Isquion

6. Cresta ilíaca

El sacro y el coxis son también la última parte de la columna. En la cara interna de la pelvis se sitúan las vísceras y en la cara externa la articulación de la cadera (articulación coxofemoral). Por delante los dos lados del pubis se unen en la sinfísis del pubis mediante un cartílago fuerte y resistente.

Ilion, isquion y pubis se unen en cada lado para formar el *acetábulo*, el lugar donde se articula el fémur con la pelvis.

La pelvis transfiere el movimiento de las caderas al tronco, a las extremidades superiores y a la cabeza. Por otro lado, las extremidades superiores y la columna transfieren el movimiento y el peso a través de la pelvis a las extremidades inferiores.

LA ARTICULACIÓN SACROILÍACA

Por detrás el sacro se une a los huesos iliacos mediante la articulación sacroilíaca. La función de esta articulación es la de estabilizar y no la de movilizar y es muy importante tenerlo siempre presente, ya que habitualmente asociamos una articulación al movimiento.

La articulación sacroilíaca mantiene el sacro en su posición neutral. Esta posición neutral no es del todo vertical: el sacro está ligeramente inclinado hacia delante, de forma que el pubis apunta hacia abajo cuando mantenemos la pelvis y la columna en una posición neutral.

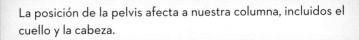

La posición de la pelvis afecta a nuestra columna, incluidos el cuello y la cabeza.

Al ser una articulación cuya función es la estabilización y no la moviliza-
ción, el rango de movimiento de la articulación sacroilíaca es mínimo:
cuando caminamos o cuando cambiamos de una postura sentada a una
postura de pie se puede mover unos milímetros. Comparado con las
demás articulaciones es muy poco.

Así que, teniendo todo esto en cuenta, una de las prioridades en la
práctica del yoga es buscar la estabilidad en la articulación sacroilíaca,
más que su movilidad.

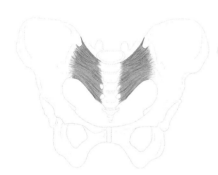 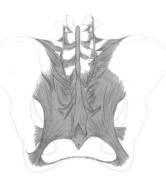

Izquierda:
ligamentos
sacroilíacos

Derecha:
vista posterior
de la pelvis y sus
ligamentos

PELVIS FEMENINA *vs* PELVIS MASCULINA

La única forma de distinguir el sexo en un esqueleto es a través de la
pelvis.

La pelvis masculina es más estrecha y más alta, el sacro es más largo,
estrecho y más curvado.

La pelvis femenina es más ancha, con un sacro también más ancho,
más vertical y más plano.

Una diferencia importante la encontramos en la articulación sacroilíaca,
donde las superficies articulatorias son menos estables en las mujeres:
son más planas y más pequeñas y con menos puntos de contacto.
Cuanto más profunda es la superficie de una articulación, más estable
es. Es justamente esta movilidad en la articulación que permite que el
bebé pase por el canal del parto. Pero también es esa menor estabilidad
la que hace que las mujeres tengamos más facilidad para lesionarnos
en la zona sacroilíaca.

Además, en las mujeres los ligamentos de esta articulación se ablandan con los cambios hormonales que surgen durante la menstruación, el embarazo y la lactancia, y eso también contribuye a una menor estabilidad.

Izquierda:
pelvis femenina

Derecha:
pelvis masculina

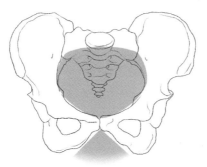 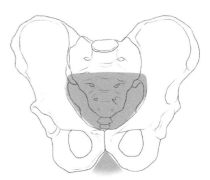

Para proteger nuestra articulación sacroilíaca y no lesionarnos es importante recordar que la pelvis y la columna siempre se mueven juntas y no tratar de separarlas.

Judith Hanson-Lasater compara la pelvis a una maceta y la columna a la planta dentro de la maceta. La colocación de la maceta determina la posición de la planta: para alinear la columna, tenemos que empezar desde la pelvis. Tomemos como ejemplo esa planta con su maceta: vamos a imaginar moverla agarrando y moviendo la planta desde el tallo y no desde la maceta. Es facil visualizar que la planta puede sufrir alguna lesión - podrían por ejemplo salir la raices de la maceta o torcerse parte del tallo.

A lo largo del libro encontrarás referencias sobre cómo practicar las posturas de forma segura, manteniendo vuestra articulación sacroilíaca contenta.

LA RESPIRACIÓN

La respiración es una de las herramientas más poderosas que tenemos para crear salud a todos los niveles. Nuestra forma de respirar influye sobre el sistema cardiovascular, sistema neurológico, gastrointestinal y psíquico, y tiene un efecto general sobre el sueño, la memoria, los niveles de energía y la concentración.

Todo lo que hacemos, cómo caminamos, nuestras sensaciones, las elecciones que hacemos, están influenciadas por el ritmo de la respiración.

En función de las circunstancias que se presenten, respirar de forma consciente y profunda nos puede llenar de energía o nos puede relajar.

Para entender la importancia de la respiración en nuestra vida diaria es necesaria una pequeña referencia al sistema nervioso autónomo, que controla el funcionamiento de los órganos y que se divide en dos partes: el sistema nervioso simpático y el sistema nervioso parasimpático.

El *sistema nervioso simpático* se activa cuando estamos en una situación de estrés o de emergencia. Este sistema garantiza nuestra supervivencia: si nos estuviese persiguiendo un león, el sistema nervioso simpático sería el responsable de aumentar la fuerza y la frecuencia cardíaca, de disminuir la actividad del aparato digestivo y de dilatar los bronquios, entre otras muchas funciones. De esta forma podemos huir del león o luchar contra él. El sistema nervioso simpático nos prepara para la acción.

La respiración es una de las herramientas más poderosas que tenemos para crear salud a todos los niveles. Nuestra forma de respirar influye sobre el sistema cardiovascular, sistema neurológico, gastrointestinal y psíquico, y tiene un efecto general sobre el sueño, la memoria, los niveles de energía y la concentración.

Todo lo que hacemos, cómo caminamos, nuestras sensaciones, las elecciones que hacemos, están influenciadas por el ritmo de la respiración.

El *sistema nervioso parasimpático* disminuye el nivel de estrés del organismo y se encarga de mantener un estado corporal de descanso influyendo sobre el sistema circulatorio y digestivo, entre otros. El sistema nervioso parasimpático estimula las funciones reparadoras del cuerpo y tiene como papel principal mantener nuestro estado de salud.

Los dos sistemas nerviosos son igual de necesarios y es importante que estén en equilibrio, que ni uno ni otro tenga mayor peso. Desafortunadamente, hoy en día el sistema nervioso simpático está sobreestimulado.

¿En qué se relacionan el sistema nervioso simpático y el sistema parasimpático con la respiración?

Las respiraciones rápidas y cortas estimulan el sistema nervioso simpático y las respiraciones profundas y amplias el sistema nervioso parasimpático.

El *pranayama* es la rama del yoga que abarca diferentes técnicas de respiración. En este libro no vamos a tratar los diferentes ejercicios de respiración, sino informar sobre cómo crear las condiciones idóneas para conectar con nuestra respiración natural y tomar consciencia de ella. Llevar la consciencia a la respiración tiene muchos beneficios y está siempre a nuestro alcance, estemos corriendo una maratón, gestionando una empresa o rehaciendo nuestras vidas. Se trata de transformar lo inconsciente en consciente.

LOS MÚSCULOS DE LA RESPIRACIÓN

Los músculos respiratorios se dividen entre músculos respiratorios principales y músculos respiratorios accesorios.

Los músculos principales se sitúan más abajo, en el tronco, y llevan a cabo la mayor parte del trabajo respiratorio. Suelen ser grandes y fuertes.

Los músculos accesorios se encuentran más arriba, en el tronco, y ayudan a los principales. Estos últimos son importantes para adaptar la respiración a condiciones especiales que puedan surgir, como, por ejemplo, una situación en la que hemos de huir. Son músculos más pequeños y más delicados, aunque durante periodos cortos pueden ser muy potentes y activos. Los músculos accesorios se cansan rápidamente, mientras que los principales no. Los músculos accesorios se relacionan con los hombros y con el cuello, por eso una respiración superficial suele crear tensión en hombros y cuello.

La acción de los músculos accesorios y principales no debería nunca ser intercambiada.

El músculo principal de la respiración es el diafragma y, cuando está llevando a cabo su trabajo, es asistido por los otros músculos principales: los *intercostales* y los *abdominales*.

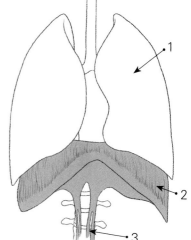

El diafragma es un músculo voluntario e involuntario. Voluntario, porque podemos cambiar nuestro ritmo de respiración y retenerla; involuntario, porque, si decidimos contener la respiración, llegará un momento en que el diafragma se contraerá como mecanismo de supervivencia.

Cuando acumulamos tensión y estrés, el diafragma también se tensa y suele funcionar a mucho menor rendimiento, dándole prioridad a los músculos accesorios. Para entender el funcionamiento de la respiración y cómo afecta a la columna y a nuestro bienestar es importante entender qué es el diafragma y cómo funciona.

1. Pulmones
2. Diafragma
3. Vértebras
   lumbares

El diafragma se origina en tres puntos:

1. En el extremo inferior del esternón (apéndice xifoides).
2. En las costillas, desde la 7 hasta la 12.
3. Abajo forma dos pilares que se unen en el lado interno y externo de las vértebras lumbares.

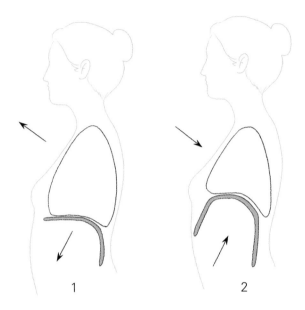

1   2

Además, el diafragma se relaciona con las vísceras del abdomen mediante el peritoneo, la membrana que envuelve la mayor parte de la vísceras: el estomago, el hígado, los riñones, el bazo, el páncreas, la aorta y las esquinas del intestino grueso se adhieren directamente al diafragma.

Teniendo esto en cuenta, vemos que el movimiento o la falta de movimiento en el diafragma afecta a la columna y a nuestros órganos.

Con frecuencia los dolores de espalda están relacionados con una respiración restringida y un cierto bloqueo en el diafragma.

El diafragma separa la cavidad torácica de la abdominal en forma de paraguas. Cuando inspiramos, el diafragma se contrae y baja, haciendo que el contenido abdominal descienda y el vientre se expanda. Este es motivo por el que comúnmente mucha gente se refiere a este movimiento con la expresión «respirar con la tripa».

Cuando exhalamos, el diafragma sube y el abdomen vuelve a «entrar».

Al inspirar, el diafragma no solo se mueve hacia abajo, sino que se expande además hacia los lados, de modo que, cuando inspiramos profundamente,

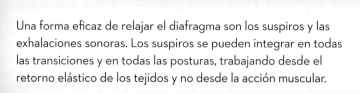

Una forma eficaz de relajar el diafragma son los suspiros y las exhalaciones sonoras. Los suspiros se pueden integrar en todas las transiciones y en todas las posturas, trabajando desde el retorno elástico de los tejidos y no desde la acción muscular.

se expande parte del vientre, así como la parte baja de la caja torácica y la parte alta de la caja torácica. La expansión de la caja torácica no solo tiene lugar hacia delante y hacia atrás, sino también hacia los lados.

Los órganos situados por encima del diafragma necesitan estar conectados con los órganos que se encuentran por debajo; así, hay orificios que permiten que pasen la aorta, la vena cava inferior, el nervio vago y el esófago.

Cuando el diafragma se mueve, todos los órganos, los que están por encima y los que están por debajo, son masajeados y bañados en sangre, fluidos y oxígeno. Y también los vasos sanguinos, los nervios y el esófago son estimulados mediante el movimiento del diafragma. Aquí también queda evidente que si limitamos el movimiento del diafragma dando prioridad a los músculos accesorios de la respiración, ni los órganos ni los tubos que atraviesan el diafragma reciben ese estímulo valioso.

El corazón se sitúa encima del diafragma y está unido al diafragma mediante un fascia. Cualquier movimiento del diafragma se transmite al corazón como un masaje. El movimiento del diafragma también afecta a la vena cava inferior, y cuando esta última aumenta de tamaño permite una aceleración del retorno de sangre al corazón (reduciendo la presión sanguínea de la vena cava). Cuando restringimos el movimiento natural de subida y bajada del diafragma influimos sobre el corazón.

Como vemos, una respiración pobre puede tener un gran impacto en nuestras vidas, más allá de la tensión en el cuello y los hombros que podamos sentir.

Una forma eficaz de relajar el diafragma son los suspiros y las exhalaciones sonoras. Los suspiros se pueden integrar en todas las transiciones y en todas las posturas, trabajando desde el retorno elástico de los tejidos y no desde la acción muscular.

RESPIRACIÓN INTERNA

Lo interesante de la respiración no es solo la respiración externa, es decir, cómo el aire entra y sale, sino sobre todo la respiración interna. Son las células realmente las que quieren respirar. Las células necesitan energía y esa energía la aportan los nutrientes de la comida y el constante aporte de oxígeno.

El oxígeno viaja con la hemoglobina hasta los capilares sanguíneos más finos. Y es en esos capilares donde el oxígeno se libera hacia los tejidos y donde tiene lugar el intercambio con el dióxido de carbono. La sangre desoxigenada (que tiene un color azulado) viaja de vuelta cada vez hacia vasos sanguíneos más grandes para llegar a los pulmones, desde donde es bombeada al corazón.

LOS PULMONES

Los pulmones son los órganos de la respiración y el lugar donde se encuentran aire y sangre. Su función es la del intercambio de gases (*hematosis*), absorbiendo oxígeno y eliminando dióxido de carbono. Ocupan casi todo el espacio interno del tórax y rodean el corazón. Las costillas y el esternón protegen a los pulmones y al corazón.

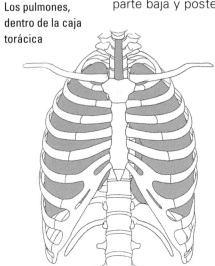

Los pulmones, dentro de la caja torácica

La parte alta de los pulmones asoma por debajo de las clavículas, y la parte baja y posterior de los pulmones llega hasta la décima costilla, casi hasta la cintura. La base de los pulmones descansa en el diafragma, de ahí su forma cóncava. Los pulmones están atravesados por abundantes fibras elásticas y constituyen el órgano de mayor elasticidad del cuerpo. Es justamente la parte lateral, inferior y posterior de los pulmones donde hay más tejido pulmonar y donde hay más concentración de alveolos. Los alveolos son los responsables del intercambio de oxígeno/dióxido de carbono con la sangre. Teniendo en cuenta esto, es interesante tratar de movilizar y abrir con la respiración las costillas laterales y posteriores en la práctica de asanas para así favorecer el intercambio de oxígeno / dióxido de carbono.

LA CAJA TORÁCICA

La caja torácica es elástica y las articulaciones con las vértebras y con el esternón se mueven. Todas las costillas tienen una parte de cartílago y otra parte de hueso. Es importante ver que la caja torácica no es una estructura rígida, sino que es muy móvil.

Si la columna está rígida, limitará el movimiento de la caja torácica y si la caja torácica se vuelve rígida también limitará el movimiento de los pulmones.

La capacidad de los pulmones para expandirse está relacionada directamente con la flexibilidad de los músculos intercostales y la movilidad de la columna y la caja torácica en general. Si la columna está rígida, limitará el movimiento de la caja torácica y si la caja torácica se vuelve rígida también limitará el movimiento de los pulmones.

NECESITO ESCUCHAR BIEN
PARA OÍR LO QUE NO SE DICE.

—Thuli Madonsela

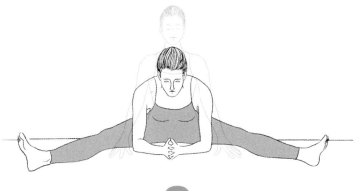

2

LAS POSTURAS

• • • • • •

ANTES DE EMPEZAR

En este capítulo encontrarás las instrucciones necesarias para practicar las posturas de forma segura. La práctica personal en casa te permite poder llevar tu proprio ritmo, además de profundizar en el autoconocimiento, conectando más con tu esencia y con tus necesidades. Además, te recomiendo que encuentres a una profesora/profesor cualificada/o y certificada/o, ya que enriquecerá enormemente tu práctica. Al final del libro encontrarás una lista de secuencias sugeridas.

● Aspectos médicos a tener en cuenta

Si tienes dolor intenso o sangrados excesivamente abundantes o fuera del ciclo, consulta con tu médico. Es importante realizar las visitas rutinarias con tu médico ginecólogo por edad y periodos vitales o etapas en las que te encuentres. Las posturas que proporciono en este libro te pueden ayudar a convivir y aliviar síntomas relacionados con las molestias asociadas a nuestros ciclos y nuestras transiciones, pero, ¡cuidado!, nunca son un sustituto del cuidado médico.

● La comida

Lo ideal es practicar con el estómago vacío, sin haber comido algo por lo menos las dos horas anteriores a la práctica o en ayunas. Algunas personas, por motivos de medicación, puede que necesiten comer más a menudo. Si este es tu caso, intenta que sea algo ligero, en pequeña cantidad y que la práctica no sea muy vigorosa.

● El espacio

Al ser posible, encuentra un lugar en tu casa que puedas dedicar a la práctica del yoga. Asegúrate de que esté bien ventilado, y de que no haya distracciones. Deja el móvil fuera de ese espacio. Un suelo de madera es mejor que una alfombra. Necesitarás suficiente espacio para poder estirarte en todas la direcciones.

● ¿Cuánto tiempo dedicar?

Lo ideal es encontrar un tiempo para practicar, aunque sea muy poco, todos los días. Es mejor dedicar a la práctica pocos minutos todos los días que dedicarle 2 horas seguidas una vez a la semana. Si, por ejemplo, tenemos solamente 10 minutos: ¡Bienvenidos sean esos 10 minutos! Siempre es mejor hacer algo que no hacer nada.

Para crear una rutina puede ser de ayuda practicar siempre a la misma hora.

MATERIALES PARA LA PRÁCTICA

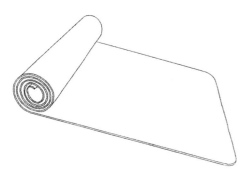

● Esterilla antideslizante

Una buena esterilla antideslizante te ayudará a no deslizarte en las posturas. En el mercado hay muchos tipos con diferente grosor. Las más gruesas tienen la ventaja de acolchar el suelo cuando estamos de rodillas, aunque si te molesta el contacto entre las rodillas y la esterilla estando en cuadrupedia, te recomiendo colocar una manta doblada debajo de las rodillas.

● 2 o 3 mantas

Como verás, utilizamos las mantas como soporte en muchas posturas: para elevar la pelvis en las posturas sentadas, para sostener las rodillas en posturas supinas, para sostener el cuello en las invertidas, etc. En general, 2 o 3 mantas dobladas juntas pueden sustituir al cojín alargado.

● 2 bloques

Hay muchos bloques en el mercado, de corcho, de madera. Como alternativa funcionan también los libros, siempre que sean del mismo tamaño y estables. Los bloques se utilizan de muchísimas formas y para distintos fines. Para dar más estabilidad a las posturas, como soporte para las manos cuando no llegamos al suelo, etc.

● 1 silla

Hay sillas específicas para la práctica de yoga, suelen se plegables y de metal. Pero puedes usar la silla que tengas, únicamente asegúrate de que sea estable y que no se deslice.

● 1 cinturón

Hay muchos cinturones de yoga en mercado, asegúrate de que sea ancho y que la hebilla tenga una barra que desliza en medio. Para algunas posturas es suficiente con un cinturón de albornoz o con una corbata.

● 1 cojín alargado *(bolster)*

Invertir en un cojín alargado o *bolster* merece la pena. Son muchas las posturas en las cuales se usa, sobre todo para las posturas pasivas, para que el cuerpo se pueda amoldar y sea posible soltar libremente las tensiones.

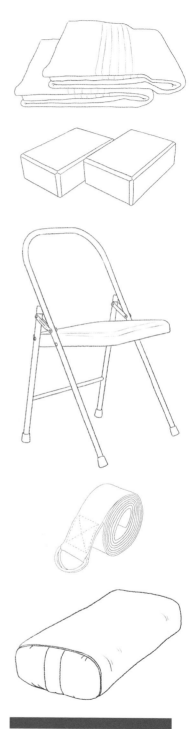

Preparación de materiales

POSTURAS PARA EMPEZAR, INTERCALAR Y DESCANSAR

Antes de mantener durante un tiempo más prolongado las posturas, es importante preparar los músculos, los órganos y los diferentes tejidos. Lo mejor para que no se endurezcan los tejidos del cuerpo es mantenerlos hidratados mediante movimientos pequeños y conscientes; después, al mantener la postura, el músculo se estirará con más facilidad y sin necesidad de forzar. Los movimientos conscientes son para el cuerpo como la crema que nos ponemos en la cara y en el cuerpo para mantener la piel hidratada. Los movimientos conscientes son nuestra crema hidratante interna.

> **Nota de la autora:** Para más claridad he optado por traducir al español la mayor parte de las posturas en sánscrito, en algunas he optado por dejar solamente el término en sánscrito, ya que existen diferentes traducciones. Algunas posturas llevan únicamente el nombre en español, ya que se trata de adaptaciones o variantes. En algunos nombres sánscritos existen diferencias en cuanto a la ortografía.

REPOSO CONSTRUCTIVO

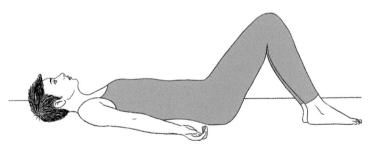

Reposo constructivo

Túmbate boca arriba con los pies separados a la anchura de la caderas, las rodillas flexionadas y la columna en posición neutral. Observa cómo se reparte el peso en el sacro y en general entre lado derecho y el lado izquierdo y cómo tu cuerpo responde al suelo. Conecta con tu respiración, con cómo el aire entra y sale, y toma nota de las sensaciones que van surgiendo. Los pies pueden estar separados a distancia de caderas, o bien separadas algo más con las rodillas juntas.

● Ajustes

Asegúrate de que las lumbares no estén aplanadas en el suelo ni demasiado arqueadas, trata de apoyarte en la parte central del sacro. Si la barbilla apunta hacia atrás, coloca una manta u otro soporte debajo de la cabeza.

● Beneficios

La postura de reposo constructivo es una oportunidad para recargar cuerpo y mente, para aliviar tensiones en la columna, y para crear equilibrio. Está muy indicada para empezar la práctica, ya que podemos recoger información sobre cómo estamos, para así adaptar la intensidad y el esfuerzo. En esta postura es importante no tener prisa, los cambios ocurren progresivamente. Quizá al principio parezca que no esté pasando nada, pero, al cabo de unos minutos, puede que te lleves una sorpresa. Si tienes poco tiempo, esta postura la puedes practicar aisladamente o puedes terminar con ella una practica más corta.

CUADRUPEDIA: redondear y abrir

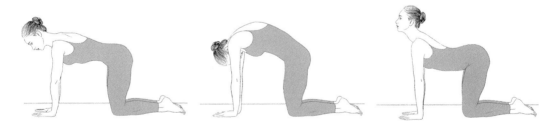

Colócate en cuadrupedia, separa las manos a la anchura de los hombros, las rodillas a la anchura de las caderas. Busca una postura neutral para la columna con la cabeza en línea con ella.

Cuadrupedia: redondear y abrir

Lleva la atención a la pelvis y con la exhalación empieza a redondear la columna desde la pelvis: cuando empieza la exhalación, acerca el pubis al ombligo, recoge el suelo pélvico, la columna seguirá el movimiento de la pelvis y se irá redondeando. Por último, la barbilla se acercará hacia el pecho. Con la inspiración haz el movimiento contrario, siempre empezando desde la pelvis: el pubis se irá alejando del ombligo, el suelo pélvico se estira y toda la columna se irá arqueando, abriendo y estirando toda la parte frontal del cuerpo.

Repite este movimiento, coordinando con la respiración varias veces con la idea de hidratar internamente la columna, las articulaciones y los órganos.

● Ajustes

Lleva la acción a los empeines y busca con ellos el suelo. Separa los dedos de las manos y siente la palma de la mano activa en el suelo. Cuando abras el pecho, no tires del cuello. La cabeza sigue el movimiento de la columna, pero no lo inicia; este se inicia en la pelvis.

● Beneficios

Se moviliza toda la columna, se crea espacio entre las vértebras, las caderas y los hombros se lubrican y los órganos se tonifican.

Esta postura la puedes hacer en cualquier momento, incluso de forma aislada cuando no tienes tiempo de hacer algo más. Recuerda que es mejor hacer 5 minutos de forma consciente, con toda la atención centrada en lo que haces, que no hacer nada.

CUADRUPEDIA: apertura lateral

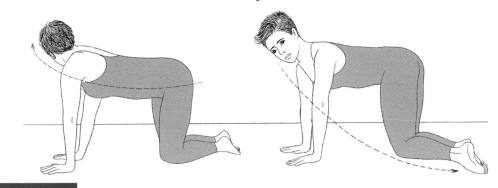

Cuadrupedia: apertura lateral

Colócate en cuadrupedia, con la columna neutral y conecta con tu respiración. Con la exhalación, lleva los pies hacia tu izquierda, mira encima del hombro izquierdo y reclínate ligeramente hacia el costado derecho para formar una C y darle más apertura a ese costado. También lleva ligeramente las nalgas hacia atrás. Sigue moviéndote, coordinando el movimiento con la respiración de la siguiente forma: con la inspiración vuelve a cuadrupedia y con la siguiente exhalación lleva los pies hacia tu derecha, mirando por encima del hombro derecho, llevando las nalgas ligeramente hacia atrás. Sigue alternando lado derecho con lado izquierdo coordinando con tu respiración.

Asimismo, puedes quedarte varias respiraciones en un lado, después de moverte. Intenta escuchar a tu cuerpo cuando te pide movimiento y cuando te pide quietud. También en la aparente quietud siempre hay un movimiento interno sutil.

● Ajustes

Procura que la cabeza siga en línea con la columna y no dejes que los hombros se hundan. Mantén las manos activas hacia el suelo.

● Beneficios

Se va estirando la musculatura intercostal, y así se crea más espacio para la expansión de los pulmones. Recuerda que los músculos intercostales forman parte de la musculatura principal de la respiración. Coordinar el movimiento con la respiración estimula la circulación sanguínea y linfática, lo cual favorece la eliminación de toxinas y la absorción de oxígeno de las células.

ADHO MUKHA VIRASANA, postura del embrión

Colócate en cuadrupedia. Junta los dedos gordos de los pies, separa ligeramente las rodillas y con una exhalación lleva las nalgas hacia los talones. Apoya la frente en el suelo o en un soporte. Observa el movimiento de la respiración en la espalda. Quédate varias respiraciones así observando cómo se abre la parte posterior del cuerpo.

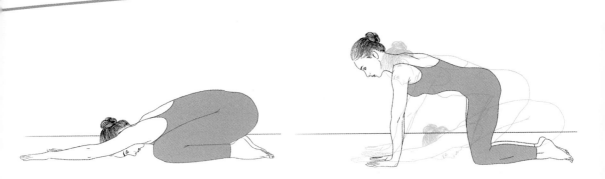

**Adho Mukha
Virasana**

El embrión también lo puedes integrar en una pequeña secuencia coordinando el movimiento con la respiración: desde cuadrupedia, lleva con la exhalación las nalgas hacia atrás, entrando en el embrión, y con la inspiración vuelve a cuadrupedia haciendo una ligera extensión de columna, abriendo la parte frontal del tronco. Repite varias veces.

Resulta muy reconfortante practicarla con un soporte, apoyando la parte frontal del cuerpo en él. Es especialmente cómoda durante el embarazo, cuando tenemos molestias de regla o estamos más tensas. El soporte puede tener más o menos inclinación. Si te lo pide el cuerpo puedes descansar en el embrión entre postura y postura.

● Ajustes

Si la cabeza no llega al suelo, no tires del cuello, es mejor colocar un soporte (bloque, manta, etc.) debajo de la frente. Cuando mantienes la postura puedes dejar los brazos por delante o al lado del tronco, según te resulte más cómodo.

● Beneficios

Esta postura alivia tensión en la espalda y crea calma en la mente. Cuando se practica en movimiento, también ayuda a lubricar las articulaciones y a crear un estado meditativo.

ANJANEYASANA, zancada baja

Desde cuadrupedia coloca los bloques debajo de las manos y llévate el pie derecho entre los bloques. Procura que la rodilla derecha quede encima del talón. Conecta con la respiración. Con la exhalación, mueve

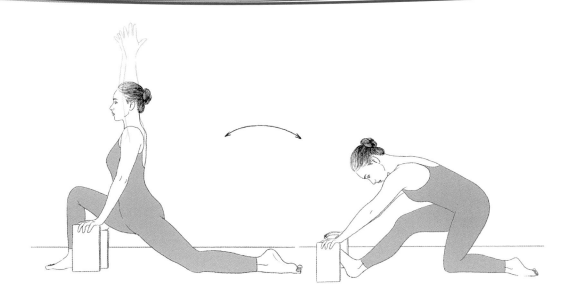

la pelvis hacia atrás, estirando ligeramente la pierna derecha, levantando los dedos del pie del suelo, al mismo tiempo el tronco y la cabeza bajan; con la inspiración, vuelve a colocar toda la planta del pie derecho en el suelo y vuelve a la posición inicial. Repite varias veces, aquí también con la idea de ir lubricando todas las articulaciones. Después de unas 4 repeticiones quédate con la rodilla derecha flexionada, conecta con la respiración y con el soporte interno que te proporciona. Puedes extender los brazos al lado de las orejas para estirar más los costados o estirar los brazos en cruz. Toma aquí unas 3-4 respiraciones, notando cómo se mueven con más libertad las costillas inferiores.

Anjaneyasana

● Ajustes

Mantén pies y empeines activos hacia el suelo. Trata de que la cara se mantenga relajada y que puedas mantener en cada momento la conexión con la respiración. Si te molesta la rodilla apoyada en el suelo, coloca una manta debajo. Si al estirar los brazos al lado de las orejas te molestan los hombros, deja las manos en los bloques o encima del muslo frontal, o prueba separar más los brazos entre sí.

● Beneficios

Con el movimiento lubricamos no solo la cadera, sino además los hombros. Se estiran los flexores de la cadera (tienen conexión directa con el diafragma) y se crea más espacio para la caja torácica.

ADHO MUKHA SVANASANA, postura del perro boca abajo

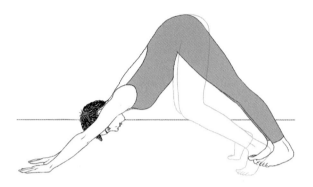

Adho Mukha
Svanasana

Desde cuadrupedia, con la inhalación, recoge los dedos de los pies hacia dentro. Con la exhalación, ayudándote del empuje de las manos en el suelo, lleva las nalgas hacia arriba y hacia atrás. Trata de estirar la columna, puedes flexionar una rodilla y estirar la otra, pedaleando antes de quedarte en la postura o hacer cualquier movimiento que te pida el cuerpo. Mantén varias respiraciones. Con una exhalación apoya las rodillas en el suelo, lleva las nalgas hacia los talones y descansa en la postura del embrión.

Para un efecto más calmante, puedes colocar un soporte debajo de la cabeza para apoyarla: puede ser un bloque o varios, unas mantas dobladas.

● Ajustes

No estires inmediatamente las rodillas: la prioridad en esta postura es estirar la columna, para ello puedes doblar ligeramente las rodillas. Asegúrate de que toda la palma de la mano apoye bien en el suelo. Mantén la cabeza en línea con la columna, situándola al lado de las orejas.

● Beneficios

Se estira toda la columna, creando espacio entre las vértebras y en los costados. La pelvis se libera de peso y la parte posterior de las piernas se estira. Al ser una inversión suave, los órganos se van tonificando, las glándulas reciben más riego sanguíneo y la mente se calma.

SUPTA PADANGUSTHASANA I

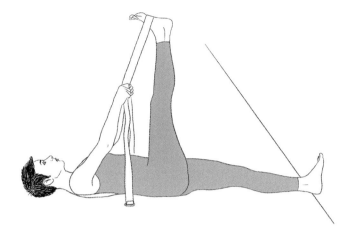

Supta
Padangusthasana I

Para esta postura necesitas un cinturón y estar cerca de una pared. Coloca el borde corto de la esterilla contra la pared. Túmbate boca arriba en la esterilla y estira las piernas de tal forma que las plantas de los pies estén en contacto con la pared. A continuación pasa el cinturón por la base de los dedos del pie derecho y agarra con cada mano un lado del cinturón. Estira la pierna derecha hacia el techo. Los codos están ligeramente doblados, pero no apoyados en el suelo. La pierna izquierda se mantiene estirada hacia delante empujando la pared. Mantén la postura durante varias respiraciones y después cambia de lado.

● Ajustes

Mantén las dos piernas activas, prestando atención a que los hombros no se tensen. No es necesario estirar del todo la pierna hacia el techo. No tires del cinturón. Aleja la cadera de la pierna estirada hacia el techo de las costillas inferiores. De esta forma se alargará el costado y se crea espacio en la parte baja de la espalda.

● Beneficios

Con esta postura se alivian molestias en la parte baja de la espalda, creando espacio en la pelvis. También alivia molestias asociadas a la menstruación. Reduce tensión en la parte posterior del muslo.

SUPTA PADANGUSTHASANA II

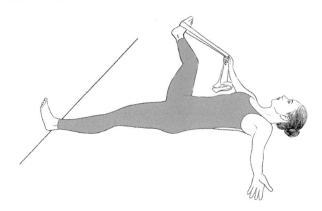

Supta
Padangusthasana II

Para esta postura necesitas un cinturón y estar cerca de una pared. Coloca el borde corto de la esterilla contra la pared. Túmbate boca arriba en la esterilla y estira las piernas de tal forma que las plantas de los pies estén en contacto con la pared. A continuación pasa el cinturón por la base de los dedos del pie derecho y agarra con cada mano un lado del cinturón. Estira la pierna derecha hacia el techo. Los codos están ligeramente doblados, pero no apoyados en el suelo. La pierna izquierda se mantiene estirada hacia delante empujando la pared. Coge el cinturón con la mano derecha y deja el brazo izquierdo al lado del tronco. Dobla ligeramente la rodilla derecha, gira el muslo hacia fuera y abre la pierna hacia la derecha apoyando el codo derecho en el suelo. Mantén la pierna izquierda activa alargándola hacia delante. Quédate aquí varias respiraciones. Para salir, vuelve con la pierna derecha a la vertical; después, cambia de lado.

● Ajustes

No dejes que la cadera se vuelque hacia un lado; para evitarlo, mantén la pierna estirada en el suelo activa y dobla ligeramente la otra pierna. Asegúrate de que no se tensen los hombros ni el cuello.

● Beneficios

Esta postura es beneficiosa para los órganos reproductivos, ya que los tonifica y ayuda a aliviar la tensión abdominal. Tonifica el suelo pélvico y alivia las molestias asociadas a la menstruación.

LAS POSTURAS DE PIE

Las posturas de pie son la base de todas las asanas: mejoran el tono muscular, fortalecen los huesos y reducen la rigidez en las articulaciones y en la columna. Además, estimulan el sistema circulatorio y el sistema digestivo y fortalecen el sistema nervioso e inmune.

En general, las posturas de pie contribuyen a mejorar la postura, no solo cuando estamos de pie, sino, además, cuando estamos sentados o caminando. Una buena postura es la base para el buen funcionamiento de los órganos y de la respiración —hemos visto anteriormente cómo los músculos de la respiración se unen a la columna. Una columna estable además ayuda a mantener los órganos alineados internamente, sin necesidad de compensar con otros músculos. De esta forma se pueden prevenir alteraciones en el suelo pélvico, en los órganos reproductivos y en el ciclo menstrual.

Cuando practicamos yoga, especialmente las posturas de pie, es importante tener en cuenta que aunque queremos trabajar con esfuerzo no nos queremos agotar ni trabajar con tensión. Si trabajamos con tensión, la postura se vuelve rígida. En el otro extremo, si no hay esfuerzo, hay colapso. Es importante adaptar el esfuerzo en cada postura a como estamos cada día. Habrá días que nos conviene trabajar con, por ejemplo, el 70 por ciento de esfuerzo y otros será suficiente con el 50 por ciento solamente. Utilizar el cien por cien de nuestro esfuerzo en la postura de yoga casi nunca es beneficioso. La respiración es el mejor indicador para saber si estamos trabajando con demasiado esfuerzo. Si esta se hace trabajosa y ardua es mejor salir de la postura.

TADASANA, postura de la montaña

Tadasana es la postura de referencia para las demás asanas; nos enseña a alinearnos, colocar no solo las articulaciones de forma armónica, sino también nuestros órganos, distribuir el trabajo entre los diferentes músculos, sin sobrecargas. Como dice el propio nombre, postura de la montaña, nos enseña a estar y sentirnos enraizados, estables y majestuosos.

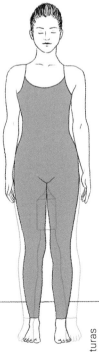

Tadasana

Colócate en la esterilla con los pies separados a la anchura de las caderas, los pies paralelos y los brazos a lo largo del tronco. Toma unos
instantes para sentir cómo se reparte el peso entre los pies, el lado
derecho y el lado izquierdo, la parte frontal y la parte posterior. Lleva la
atención hacia los pies, cómo apoyan en el suelo y trata de abrirlos. Los
muslos están ligeramente activos. Los brazos se extienden a lo largo
del tronco con los dedos apuntando hacia el suelo. Alarga la columna,
respetando sus curvaturas naturales, recuerda que cuando la pelvis
está en su posición neutral, el pubis apunta ligeramente hacia el suelo
y las lumbares se arquean suavemente. Coloca la cabeza en línea con
la columna.

Desde una visión lateral quedarán en una misma línea los tobillos, las
rodillas, las caderas, los hombros y las orejas.

● Ajustes

Activa ligeramente los muslos. Para sentir esa activación puedes colocar un bloque entre los muslos y abrazar con los muslos el bloque. Ten
cuidado de no bloquear las rodillas, no las empujes hacia atrás.

● Beneficios

Tadasana es de gran ayuda para darnos cuenta de nuestra postura habitual y mejorarla. Cuando estamos de pie, respetando nuestras curvas
naturales, los órganos abdominales se colocan de forma natural, uno
encima del otro. Cuando la columna no está con sus curvaturas neutrales, hay más presión sobre los órganos, sobre el suelo pélvico y el
equilibrio entre los diferentes músculos se descompensa.

TADASANA con estiramientos laterales

Colócate en Tadasana, conecta con tu respiración y toma un instante
para observar las sensaciones que surgen. Con una inspiración eleva el
brazo izquierdo hacia el techo con la palma de la mano mirando hacia
dentro y los dedos estirados. Mantén el brazo derecho extendido paralelo al cuerpo, con la palma de la mano mirando hacia ti y los dedos de
la mano estirados hacia el suelo.

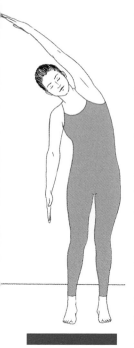

Tadasana con
estiramientos
laterales

Con una exhalación, inclínate ligeramente hacia la derecha. Trata de seguir alejando suavemente una mano de la otra. Siente tu planta del pie izquierdo activa en el suelo, ya que contribuirá a crear más espacio en el costado izquierdo. Mantén unas 4 respiraciones. Cambia de lado.

● Ajustes

Mantén la cabeza en línea con la columna, no dejes que caiga hacia un lado ni que se desplace hacia delante.

● Beneficios

Se estira la musculatura intercostal, dando más espacio a los pulmones para expandirse. Contribuye a mejorar la postura en general, abriendo espacio entre las vértebras lateralmente.

UTTANASANA, flexión hacia delante de pie

Para esta postura quizá quieras utilizar unos bloques. Colócate en Tadasana, conecta con tu respiración y con cómo estás. Lleva las manos a las caderas. Siente las plantas de los pies en el suelo, actívalas y activa también las piernas. Desde las caderas flexiónate hacia delante y coloca las manos en el suelo o en los bloques. Estira la columna hacia delante y mantén unas respiraciones en esta fase 1, alargando los costados. A continuación dobla los codos, flexiona el tronco y suelta la cabeza. Toma aquí varias respiraciones. Para salir de la postura, vuelve a estirar

Uttanasana

la columna hacia delante, coloca las manos en la cadera y con una inspiración incorpórate a Tadasana y observa cómo estás.

● Ajustes

No estires inmediatamente las piernas, observa primero el movimiento de la respiración y cómo te ayuda a estirar progresivamente sin forzar. Asegúrate de que el cuello no se tensa.

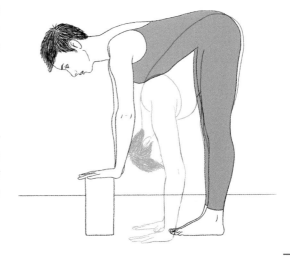

● Beneficios

Se alivia la tensión en la zona abdominal y proporciona un masaje a los órganos. La fase final de la postura ayuda a aliviar tensión en los hombros y el cuello. La cara se relaja y tiene un efecto calmante.

VIRABHADRASANA II, postura del guerrero II

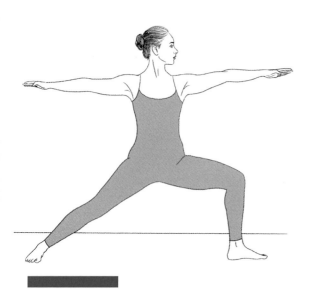

Virabhadrasana II

Colócate en Tadasana, conecta con tu respiración y con cómo estás, y lleva las manos a las caderas. Separa las piernas en una separación amplia, gira el pie izquierdo hacia dentro y el pie derecho hacia la derecha, dobla la rodilla derecha y coloca la rodilla en línea con el tobillo. Gira el muslo derecho hacia fuera y a continuación gira los hombros en línea con el borde largo de la esterilla. Conecta con la respiración y estira los brazos en cruz. Alarga el cuello y gira la cabeza hacia la mano derecha y posa la mirada sobre el dedo corazón de la mano derecha. Quédate aquí unas 4 respiraciones y después cambia de lado.

● Ajustes

Comprueba que la rótula de la rodilla doblada esté en línea con los últimos dos dedos del mismo pie y una vez en la postura mantén la rodilla alineada con el tobillo, no dejes que venga hacia dentro. No inclines el tronco hacia la pierna flexionada.

● Beneficios

Se tonifican y fortalecen las piernas y sus articulaciones y se crea espacio en la pelvis, el abdomen, la caja torácica y la columna vertebral. Esto contribuye a tonificar los órganos y a mejorar la respiración. La mente se calma y al trabajar la fuerza esta postura contribuye a generar confianza.

UTTHITA PARSVAKONASANA, postura del ángulo lateral extendido

Colócate en Tadasana, conecta con tu respiración y con cómo estás y lleva las manos a las caderas. Separa las piernas en una separación amplia, gira el pie izquierdo hacia dentro y el pie derecho hacia la derecha, dobla la rodilla derecha y coloca la rodilla en línea con el tobillo. Gira el muslo derecho hacia fuera y a continuación gira los hombros en línea con el borde largo de la esterilla.

Con la exhalación alarga el costado derecho como si quisieras llegar a tocar con la mano derecha la pared que tienes a tu derecha. Coloca el antebrazo/codo del brazo derecho en el muslo y lleva la mano izquierda a la cadera izquierda. Con una exhalación estira el brazo izquierdo en línea con la oreja izquierda. Mantén aproximadamente 4 respiraciones. Para salir de la postura estira el brazo izquierdo hacia el techo y con una inspiración incorpora el tronco a la postura inicial; después, cambia de lado.

Utthita
Parsvakonasana

● Ajustes

Comprueba que la rótula de la rodilla doblada esté en línea con los últimos dos dedos del mismo pie y una vez en la postura mantén la rodilla alineada con el tobillo, no dejes que venga hacia dentro. No te recuestes en el hombro del brazo apoyado en el muslo, el antebrazo en el muslo es únicamente una referencia.

● Beneficios

Se fortalecen las piernas y flexibilizan sus articulaciones y la columna recibe un gran estiramiento aliviando molestias lumbares. Los órganos se tonifican y esto contribuye a mejorar los trastornos menstruales.

UTTHITA TRIKONASANA, postura del triángulo

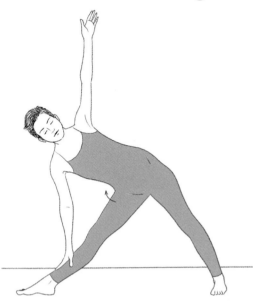

Utthita Trikonasana

Colócate en Tadasana, conecta con tu respiración y con cómo estás y lleva las manos a las caderas. Separa las piernas en una separación amplia, gira el pie izquierdo hacia dentro y el pie derecho hacia la derecha. Observa que los pies estén bien apoyados en el suelo, el peso repartido entre ambas piernas, el muslo derecho gira hacia fuera, y alarga la columna. Con la exhalación, desplaza la pelvis ligeramente hacia la izquierda, extendiendo a la vez la pierna derecha. Extiende el brazo derecho paralelo al suelo, y al exhalar inclina el tronco desde la cadera hacia tu derecha, como si quisieras alcanzar con tu mano la pared que tienes a la derecha. A continuación, coloca la mano derecha en la espinilla. Extiende el brazo izquierdo en línea con el brazo derecho o mantenlo en la cadera. Mantén unas 4 respiraciones.

Para salir de la postura, dobla la rodilla derecha y con una inspiración sube el tronco a la posición inicial. Cambia de lado.

● Ajustes

Si hay tensión en cuello y hombros, mantén la mano en la cadera en lugar de extender el brazo hacia el techo. La mirada puede ir al frente o hacia el pie en caso de tensión en el cuello. No hace falta estirar del todo la pierna frontal. Si hay tensión en la parte baja de la espalda dobla ligeramente esa rodilla.

● Beneficios

Se estira la musculatura posterior de la pierna. Mejora la postura en general y crea espacio en los costados para una respiración más amplia, contribuyendo a reducir los niveles de ansiedad. Tonifica los órganos mejorando su funcionamiento. Fortalece las piernas y ayuda en caso de calambres.

ARDHA CHANDRASANA, postura de la media luna

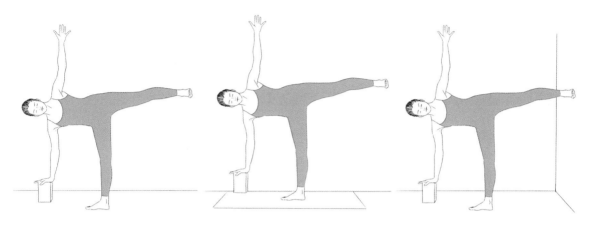

Entra en Uttanasana con los bloques colocados debajo de las manos. Alarga la columna hacia delante. Dobla ligeramente la rodilla derecha y levanta la pierna izquierda hacia atrás y gira los dedos del pie izquierdo hacia la izquierda. Para y sigue respirando de forma consciente. Ahora coloca las yemas de los dedos de la mano izquierda en el bloque y abre ligeramente el tronco a la izquierda y observa cómo te sientes. Sigue alargando la columna hacia delante y mantén la pierna izquierda activa. A continuación puedes colocar la mano izquierda, en la cadera izquierda y girar el tronco completamente hacia tu izquierda, o puedes incluso extender el brazo izquierdo hacia el techo. Quédate aquí unas respiraciones sintiendo la expansion en el vientre y el tronco.

Ardha Chandrasana

● Ajustes

Para más estabilidad puedes practicar esta postura apoyada con la espalda contra la pared. Ten en cuenta que entre el pie de apoyo y la pared quedará un hueco de aproximadamente 10 cm. Practicarla así es muy beneficioso durante la menstruación o cuando estamos más cansadas. Si necesitas más altura, puedes practicar apoyando las manos en una silla en vez de en los bloques.

Otra opción es colocar la planta del pie de la pierna posterior en la pared, con el pie paralelo al suelo.

Las posturas

51

● Beneficios

Esta postura es excelente para aliviar tensión en el vientre, puesto que crea alivio para sangrados abundantes, aumentando la circulación en la zona de la pelvis y el abdomen. Además, favorece una mayor apertura en el pecho, ampliando la respiración.

PARSVOTTANASANA

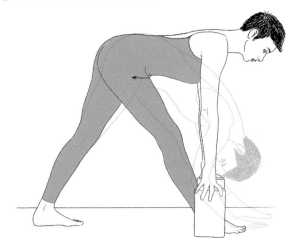

Parsvottanasana

Para esta postura es aconsejable tener un bloque a cada lado del pie o una silla preparada delante de los pies.

Colócate en Tadasana, conecta con tu respiración y observa cómo estás. Coloca las manos en las caderas. Lleva el pie izquierdo hacia atrás con un paso largo y apoya el talón en el suelo. Comprueba que los pies estén colocados cada uno en su «carril» y que las caderas miren hacia delante. Conecta con tu respiración, y con una exhalación baja el tronco con la columna larga, y coloca las yemas de los dedos en los bloques o en la silla, ejerciendo una suave presión con las manos. Alarga la columna hacia delante y hacia arriba. Mantén aquí unas 4 respiraciones. Para ir a la siguiente fase de Parsvotansana dobla los codos, ábrelos ligeramente hacia los lados y baja el tronco hacia la pierna frontal. Mantén unas 4 respiraciones. Para salir, vuelve a estirar la columna hacia delante, estira los codos, dobla ligeramente la rodilla frontal, coloca las manos en las caderas, asegúrate de abrazar con los órganos la columna e incorpórate. Lleva de un paso el pie posterior hacia delante, observa cómo estás y después cambia de lado.

● Ajustes

Mantén la cabeza en línea con la columna: no dejes que la cabeza caiga ni que se incorpore. Si te molesta detrás de la rodilla frontal o si notas que la columna se redondea, flexiona la rodilla frontal.

● Beneficios

Estira la musculatura posterior de la pierna, tonifica el abdomen y mejora el funcionamiento de los órganos y de la postura. Contribuye a aliviar la tensión nerviosa.

PARIVRTTA TRIKONASANA

Para esta postura es aconsejable tener un bloque a cada lado del pie o una silla preparada delante los pies.

Colócate en Tadasana, conecta con tu respiración y observa cómo estás. Coloca las manos en las caderas. Lleva el pie izquierdo hacia atrás con un paso largo y apoya el talón en el suelo. Comprueba que los pies estén colocados cada uno en su «carril» y que las caderas miren hacia delante. Conecta con tu respiración y con una exhalación baja el tronco con la columna larga, y coloca la yemas de los dedos en los bloques o en la silla, ejerciendo una suave presión con las manos. Alarga la columna hacia delante y hacia arriba.

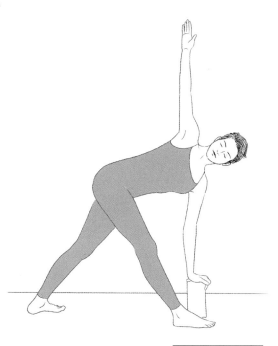

Parivrtta
Trikonasana

Mantén la mano izquierda en su bloque y acércala ligeramente más hacia la cara interna del pie derecho. Con una exhalación comienza a girar el costado izquierdo hacia la derecha intentando mirar con los hombros hacia tu derecha. Si no te molesta en el hombro estira el brazo derecho en línea con el brazo izquierdo para crear más espacio entre los omóplatos. Mantén la torsión unas cuatro respiraciones. Con una exhalación, vuelve hacia el centro.

Para salir, vuelve a estirar la columna hacia delante, dobla ligeramente la rodilla frontal, coloca las manos en las caderas, asegúrate de abrazar con los órganos la columna e incorpórate. Lleva de un paso el pie posterior hacia delante, observa cómo estás y después cambia de lado.

● Ajustes

No empieces el giro con la cabeza. Es el costado el que gira y la cabeza únicamente sigue. Si sientes molestias detrás de la rodilla frontal, dóblala ligeramente.

● Beneficios

Se estira la musculatura posterior de la pierna, se tonifican los órganos abdominales, el hígado y los riñones, estimulando la digestión y la circulación y, además, contribuye a una mejor eliminación. Favorece el equilibrio y la concentración.

PRASARITA PADOTTANASANA, postura del gran ángulo: fase I y fase II

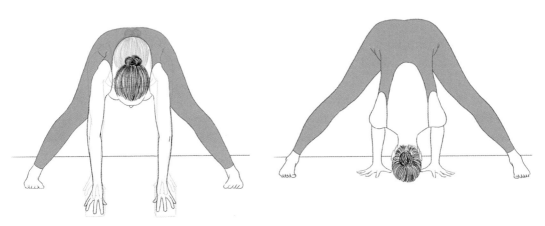

Prasarita Padottanasana

Colócate en Tadasana, conecta con tu respiración y con cómo estás. Pon las manos en las caderas y separa las piernas dejando una separación amplia; gira los pies ligeramente hacia dentro, de forma que los dedos gordos se estén mirando y activa los pies y las piernas. Estira los costados y flexiónate hacia delante desde las caderas. Coloca las manos en el suelo o en los bloques. Estira los brazos y alarga la columna —la punta de la cabeza busca la pared de delante, el pubis la de atrás—; abraza con los órganos la columna y toma aquí (fase 1) unas 4 respiraciones.

Fase I

● Ajustes

Activa los bordes externos de los pies. No dejes que el contenido abdominal se suelte hacia el suelo; mantenlo «abrazado» hacia la espalda. En lugar de colocar las manos en el suelo o en los bloques puedes colocarlas en una silla.

● Beneficios

En la fase 1 la postura mejora la circulación en la zona pélvica. Ayuda a equilibrar desequilibrios en las menstruaciones y a aliviar sangrados muy abundantes.

Fase II

Para ir a la fase 2 flexiona el tronco y coloca las manos (con o sin bloques) en línea con los pies. Flexiona los codos hacia atrás y la punta de la cabeza busca el suelo. Si llega al suelo apóyala en él; si no, la puedes apoyar en un bloque. Las manos tienen una cierta acción hacia el suelo o los bloques.

● Ajustes

Activa los bordes externos de los pies. No dejes que los codos se abran hacia fuera.

● Beneficios

En la fase 2 se alivia la tensión del cuello y de la mandíbula y el sistema nervioso se calma. Es una buena postura para recargar energía.

VRKSASANA, postura del árbol

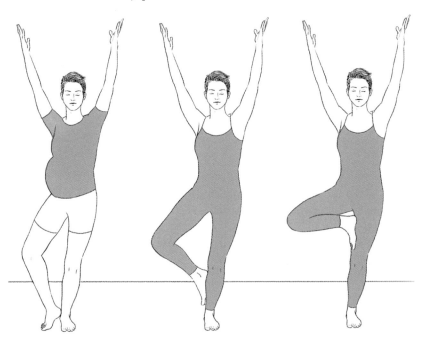

Vrksasana

Colócate en Tadasana y fija la vista en un punto delante tuyo sin tensar la cara. Pon las manos en las caderas. Siente la planta del pie izquierdo conectada con el suelo. Dobla la rodilla derecha y gira la pierna hacia fuera. Coloca el talón derecho en contacto con el tobillo izquierdo. Si te sientes suficientemente estable, puedes colocar la planta del pie derecho en la cara interna del gemelo izquierdo o en la cara interna del muslo izquierdo. Recuerda que cada día estamos de forma diferente, de modo que no siempre tienes que colocar el pie en la misma posición. Independientemente de donde hayas colocado el pie derecho

Las posturas de pie son la base de todas las asanas: mejoran el tono muscular, fortalecen los huesos y reducen la rigidez en las articulaciones y en la columna.

Una buena postura es la base para el buen funcionamiento de los órganos y de la respiración.

busca un ligero empuje de la planta del pie derecho hacia la pierna izquierda y viceversa. Extiende los brazos en cruz, gira las palmas de las manos hacia el techo y estira los brazos hacia el techo. Mantén unas 3-4 respiraciones y a continuación cambia de lado.

● Ajustes

No te recuestes sobre la cadera de la pierna de soporte, alarga la cara interna de la pierna de soporte. Si te cuesta mantener el equilibrio acércate a una pared y coloca la mano como referencia en la pared. Si notas tensión en los hombros, deja las manos en las caderas o estíralas en cruz.

● Beneficios

Esta postura fortalece los tobillos, las piernas y la musculatura del núcleo central. Promueve el sentido del equilibrio y fortalece los huesos. Mejora la postura en general y la concentración.

TRABAJO ABDOMINAL
Y LAS TORSIONES

Las torsiones tienen un efecto profundo sobre los órganos abdomino-pélvicos y más específicamente en nosotras, las mujeres, ya que contribuyen a tonificar nuestros órganos reproductivos. Ayudan a eliminar toxinas, a activar el riego sanguíneo y llevar sangre fresca a todos los órganos y tejidos y son grandes aliados para mejorar la digestión.

El núcleo central no se compone únicamente de los músculos abdominales, implica también músculos de la espalda y el suelo pélvico. Tomar conciencia de nuestro centro cuando practicamos yoga y de cómo los diferentes músculos trabajan en conjunto nos permitirá realizar no solo las asanas, sino muchas otras actividades cotidianas, con más estabilidad de la que podemos imaginar. El núcleo central es un lugar que nos dará siempre soporte y seguridad, no solo a nivel físico, sino también mental y emocionalmente.

Las torsiones tienen un efecto profundo sobre los órganos abdomino-pélvicos y más específicamente en nosotras, las mujeres, ya que contribuyen a tonificar nuestros órganos reproductivos. Ayudan a eliminar toxinas, a activar el riego sanguíneo y llevar sangre fresca a todos los órganos y tejidos y son grandes aliados para mejorar la digestión.

Para las torsiones es importante tener en cuenta que la parte de la columna que menos capacidad de rotación tiene es la parte lumbar y la de mayor capacidad, la dorsal y la cervical. Otro punto muy importante es que la pelvis y la columna se mueven juntas. Sobre todo para nosotras las mujeres es muy importante tener este aspecto en cuenta debido a la menor estabilidad de la articulación sacroilíaca. Si intentamos empezar la torsión desde las lumbares manteniendo la pelvis «quieta» no solo nos podríamos hacer daño, sino que también nuestra respiración se haría más forzada y restringida.

REPOSO CONSTRUCTIVO

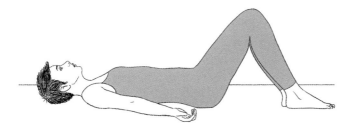

Túmbate boca arriba con las rodillas flexionadas y la columna en posición neutral. Observa cómo se reparte el peso en el sacro y, en general, entre lado derecho y el lado izquierdo y cómo tu cuerpo responde al suelo. Conecta con tu respiración, con cómo el aire entra y sale. Toma nota de las sensaciones que van surgiendo. Los pies pueden estar separados a distancia de caderas, o bien separadas algo más con la rodillas juntas.

● Ajustes

Asegúrate de que las lumbares no estén aplanadas en el suelo ni demasiado arqueadas, trata de apoyarte en la parte central del sacro. Si la barbilla apunta hacia atrás, coloca una manta u otro soporte debajo de la cabeza.

● Beneficios

Esta postura es una oportunidad para recargar cuerpo y mente, para aliviar tensiones en la columna, y para crear equilibrio. En la postura de reposo constructivo es importante no tener prisa, los cambios ocurren progresivamente. Puede que al principio parezca que no esté ocurriendo nada, pero al cabo de unos minutos puede que te lleves una sorpresa.

Si tienes poco tiempo, esta postura la puedes practicar aisladamente.

> Para las torsiones es importante tener en cuenta que la parte de la columna que menos capacidad de rotación tiene es la parte lumbar y la de mayor capacidad, la dorsal y la cervical.

Las posturas

ARDHA SUPTA TADASANA

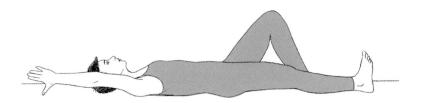

Ardha Supta
Tadasana

Túmbate en la postura de reposo constructivo, conecta con tu respiración y observa las sensaciones que van surgiendo. Lleva la atención a la planta del pie izquierdo y actívala hacia el suelo. Estira el brazo derecho hacia el techo y con una exhalación llévalo hacia atrás. Puede que el pulgar llegue al suelo, los demás dedos buscan la pared de atrás. Observa cómo la acción del pie izquierdo estabiliza la pelvis y activa la parte profunda del abdomen. Ahora estira la pierna derecha hacia delante con los dedos del pie apuntando hacia el techo y la pierna activa. Trata de estirar ese lado derecho al ritmo de la respiración. Con la exhalación acentúa el estiramiento, activando el brazo derecho hacia atrás y la pierna derecha hacia delante y con la inspiración afloja esa tracción. Mantén aquí varias respiraciones. Para salir de la postura, dobla la rodilla derecha y coloca la planta del pie en el suelo y con una exhalación lleva el brazo derecho al lado del tronco. Observa si notas alguna diferencia entre el lado derecho y el lado izquierdo.

● Ajustes

Mantén la planta del pie que está en el suelo activa durante toda la postura. Si al estirar el brazo, la mano no llega al suelo, no importa, no lo fuerces. Ten cuidado de que las costillas inferiores no se disparen hacia el techo.

● Beneficios

Trabajar con el ritmo de la respiración permite dar tiempo a los músculos para prepararse para el estiramiento. Es una buena postura para tomar conciencia de la musculatura profunda abdominal y contribuye a equilibrar los dos lados del cuerpo.

TRABAJO ABDOMINAL desde reposo constructivo

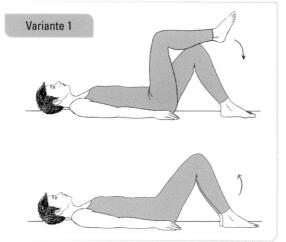

Variante 1

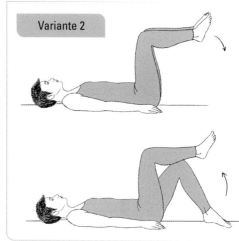

Variante 2

● Variante 1

Túmbate en reposo constructivo, busca tu columna neutral y observa cómo estás. Lleva la atención a la zona del ombligo, por delante, por detrás y alrededor, trata de visualizar un ombligo muy grande. Mantén la planta del pie izquierdo activa hacia el suelo y eleva la espinilla derecha paralela al suelo. Conecta con tu respiración, observa cómo con la exhalación se activa la «faja» abdominal y el suelo pélvico. Cuando estés lista, baja con una exhalación el pie derecho hacia el suelo, sin modificar las curvas de la columna. Con la inspiración vuelve a subir la espinilla paralela al suelo. Repite con la misma pierna unas 4 veces y después cambia de pierna.

Trabajo abdominal

● Variante 2

Para esta variante levanta las dos espinillas paralelas al suelo. Sigue manteniendo la columna neutral y con la exhalación baja el pie derecho hacia el suelo; con la inspiración sube otra vez la pierna. Con la siguiente exhalación baja la pierna izquierda y sigue alternando. Recuerda recoger también el suelo pélvico con la exhalación. Repite unas 4 veces en cada lado.

Finalmente, acerca las rodillas al pecho y estira los brazos hacia atrás, para alargar el vientre.

Las posturas

● Ajustes

En ambas variantes no hace falta que el pie baje del todo al suelo. Si notas que las lumbares se modifican baja un poco menos. Con el tiempo verás que la musculatura profunda del abdomen (el transverso abdominal) se fortalecerá y podrás bajar más de forma segura.

● Beneficios

Se fortalece el núcleo central —musculatura profunda del abdomen, musculatura de la espalda, suelo pélvico—, ayudando a aliviar molestias de la espalda a largo plazo y crear más estabilidad.

JATHARA PARIVARTANASANA, torsión tumbada

Jathara
Parivartanasana

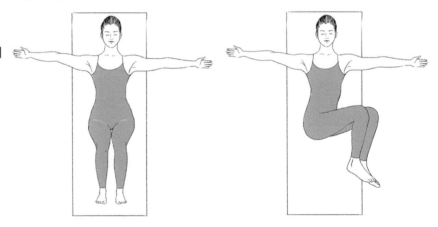

Túmbate en reposo constructivo, busca tu columna neutral y observa cómo estás. Lleva la atención a la zona del ombligo, por delante, por detrás y alrededor, trata de visualizar un ombligo muy grande. Coloca los brazos en cruz con las palmas de las manos giradas hacia el techo. Dirige las rodillas hacia el pecho; con una exhalación lleva las rodillas hacia tu derecha sin llegar al suelo, mantén allí con la inspiración, y con la exhalación sube otra vez hacia el centro. Con la siguiente exhalación lleva las rodillas hacia la izquierda de la misma forma. Repite unas 4 veces a cada lado y después lleva las rodillas hacia el pecho. Estira los brazos hacia el techo y exhalando lleva los brazos por encima de la cabeza hacia atrás alargando el vientre.

● Ajustes

Mantén en todo momento el ombligo frontal y el ombligo posterior unidos. Observa cómo con la exhalación se recoge también el suelo pélvico. Es mejor bajar poco, de forma segura, que bajar mucho y tirar de las lumbares o tensar el cuello.

● Beneficios

Se tonifican los órganos y se fortalece la musculatura profunda abdominal, especialmente los oblicuos internos y externos.

JATHARA PARIVARTANASANA, variante torsión en parabrisas

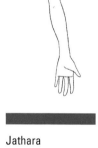

Túmbate en reposo constructivo, busca tu columna neutral y observa cómo estás. Separa las piernas a distancia de la esterilla, es decir, más que a distancia de caderas.

Coloca los brazos en cruz con las palmas de las manos giradas hacia el techo. Conecta con la respiración y con una exhalación acompaña las rodillas hacia la derecha, con una inspiración vuelve con las rodillas al centro, con la siguiente exhalación lleva las rodillas hacia la izquierda. Repite varias veces antes de quedarte con las rodillas hacia el lado derecho durante varias respiraciones. Después de unas 3 respiraciones vuelve a llevar las rodillas al centro y con una exhalación lleva las rodillas hacia la izquierda y quédate unas respiraciones. Después de unas 3 respiraciones lleva las rodillas al centro y observa cómo estás.

Jathara
Parivartanasana
(variante)

● Ajustes

No dejes caer las rodillas hacia un lado, trata de acompañarlas. Si el hombro del lado opuesto de donde van las rodillas se levanta, coloca un soporte (un cojín o una manta) debajo las rodillas.

● Beneficios

Se estira el psoas, la musculatura externa de la cadera y la parte baja de la espalda, los órganos reciben un masaje suave y se expande la caja torácica inferior. Tiene un efecto calmante.

Las posturas

MEDIO PLANO INCLINADO

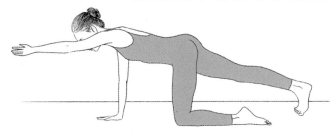

Medio plano
inclinado

Colócate en cuadrupedia y toma un momento para conectar con tu respiración y tu centro. Estira la pierna derecha hacia atrás y coloca los dedos del pie en el suelo. Activa el muslo y busca con el talón derecho la pared de atrás, al mismo tiempo que la punta de la cabeza busca la pared de delante. Mantén los órganos abdominales abrazados a la columna. Puedes mantener aquí o puedes estirar el brazo opuesto hacia delante con la palma de la mano girada hacia dentro. Mantén unas 4 respiraciones y trata de que cada exhalación te ayude a alargar el vientre y la columna y con la inspiración afloja ligeramente. Después, cambia de lado.

● Ajustes

No dejes que el contenido abdominal se suelte hacia el suelo, mantenlo abrazado a la columna. Presta atención a que la cabeza no caiga, ya que sigue la línea de la columna, y que la cadera no se incline hacia un lado.

● Beneficios

Se fortalece la musculatura profunda abdominal y la musculatura de la espalda. Contribuye a mejorar el equilibrio.

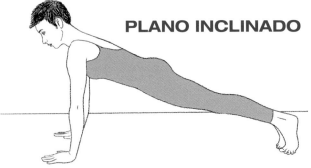

Plano inclinado

PLANO INCLINADO

Colócate en cuadrupedia y toma un momento para conectar con tu respiración y tu centro. Estira la pierna derecha hacia atrás y coloca los dedos del pie en el suelo. Mantén la pierna derecha muy activa y con una exhalación estira también la pierna izquierda hacia atrás. Mantén las dos piernas activas, tira ligeramente de los talones hacia atrás y de la punta de la cabeza hacia delante. Mantén entre 2 y 4 respiraciones y después descansa en el embrión.

● Ajustes

Mantén la cabeza en línea con la columna, no dejes que caiga. Abraza con los órganos la columna para así activar la musculatura abdominal profunda. Los muslos se mantienen activos en todo momento con los talones buscando la pared de atrás.

● Beneficios

Se fortalece la musculatura de brazos y hombros, la musculatura profunda abdominal y la musculatura de las piernas.

TORSIÓN EN ZANCADA

Para esta postura te recomiendo tener unos bloques cerca (puedes usar también el asiento de una silla). Colócate en cuadrupedia y tómate un momento para conectar con tu respiración y tu centro. Lleva el pie derecho entre las manos y coloca las manos encima de los bloques (a la altura que más te conviene). Procura que la rodilla derecha quede encima del tobillo. Lleva la mano izquierda (con el bloque) hacia el pie derecho y lleva la mano derecha a la cadera derecha. Gira el tronco y el costado izquierdo hacia la derecha y mantén unas respiraciones. Puedes estirar el brazo derecho en línea con el otro brazo para crear más espacio entre los omóplatos. Si lo deseas, puedes estirar la pierna posterior para intensificar la postura: mete los dedos de los pies, tira del talón hacia atrás hasta que se levante la rodilla del suelo y mantén el muslo activo. Mantén 3-5 respiraciones y después cambia de lado.

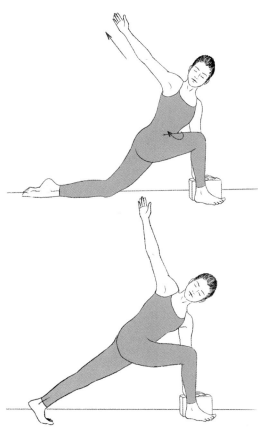

Torsión en zancada

● Ajustes

No empieces el giro con la cabeza; es el costado el que gira y la cabeza simplemente sigue. Puedes abrir el pie frontal hacia el exterior si sientes que la pierna y la cadera te lo piden para una mayor estabilidad. No te recuestes sobre el hombro del brazo que va hacia el suelo, y crea espacio entre el hombro y la oreja.

● Beneficios

Se tonifica toda la columna y los órganos. Las piernas se fortalecen y los órganos reciben un profundo masaje.

ARDHA MATSYENDRASANA

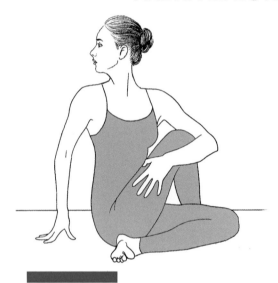

Ardha
Matsyendrasana

Siéntate en la esterilla y dobla la rodilla izquierda, cruza la pierna derecha por encima de la rodilla izquierda y coloca la planta del pie derecho en el suelo. Coloca las manos en la espinilla, estira la columna y conecta con la respiración. Estira el brazo derecho hacia el techo y con una exhalación gira hacia la derecha y coloca las yemas de la mano derecha en el suelo. Abraza con el brazo izquierdo la pierna derecha. Trata de sentir la planta del pie derecho activa en el suelo y también el canto del pie izquierdo. Quédate aquí unas 3-4 respiraciones. Con una exhalación vuelve a girar al frente y cambia de lado.

● Ajustes

Si te molesta la ingle derecha (cuando es la pierna derecha que cruza encima de la izquierda), puedes llevar el pie derecho más hacia tu derecha. Hay una acción que va en dos direcciones: el brazo busca el muslo y el muslo busca el brazo. Esa acción te permitirá estirar más la parte externa de la cadera. También aquí no es la cabeza la que empieza el giro, sino el costado, la cabeza únicamente sigue.

● Beneficios

Se tonifica la columna, el pecho se abre y los órganos reciben un masaje.

BHARADVAJASANA con silla

Coloca una silla en el centro de la esterilla. Siéntate
con el respaldo a tu derecha, los pies paralelos separados mínimo a la anchura de las caderas. Coloca las
manos en el respaldo, conecta con tu respiración.
Alarga la columna y alarga el vientre. Con una exhalación lleva tu costado izquierdo hacia la derecha,
los hombros también giran hacia el respaldo y si
el cuello no molesta la cabeza girará hacia el hombro derecho. Los pies buscan el suelo y la cabeza
el techo. Mantén unas 3-4 respiraciones y después
cambia de lado.

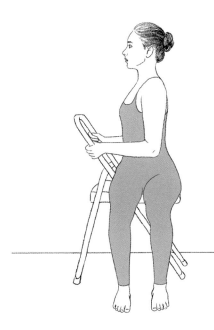

● Ajustes

En las torsiones no es la cabeza la que empieza el giro, la cabeza sigue
la columna. Si giras hacia la derecha, notarás que la rodilla izquierda se
adelantará con respecto a la rodilla para poder mantener la integridad
de la pelvis.

Bharadvajasana

● Beneficios

Se revitalizan órganos y columna, mejorando la postura y aliviando
molestias de la espalda.

LAS EXTENSIONES

Las extensiones abren y estiran toda la parte frontal del cuerpo, abren
el pecho y el corazón, por lo que nos hacen sentir más positivas, vitales
y enérgicas.

Para nosotras, las mujeres, son especialmente interesantes y muy beneficiosas, porque, al estirar la zona abdomino-pélvica, las extensiones
ayudan a soltar tensión acumulada en los órganos reproductivos, contribuyendo así a reducir molestias asociadas a la menstruación.

A muchos nos han enseñado que en las extensiones tenemos que
«meter el coxis» o «empujar el coxis hacia delante». Como explica Judith

Las posturas

Hanson Lasater, en el libro *Yoga Myths*, si «metemos el coxis» en una extensión creamos confusión en el sistema nervioso, porque enviamos dos mensajes opuestos: al hacer una extensión de columna, la pelvis de forma natural sigue ese movimiento haciendo una nutación y de esta forma el coxis se levanta. Mientras que si metemos el coxis estamos mandado la orden a la pelvis de hacer una contranutación, que es el movimiento natural que hace la pelvis cuando hacemos una flexión con la columna.

La mejor forma para movernos sin dolor y lesiones es seguir la leyes naturales del cuerpo y en caso de las extensiones dejar que el sacro haga una nutación. Como dice Judith Hanson Lasater: «¡Vuestras lumbares y articulaciones ilíacas os darán las gracias!»

SALAMBA BHUJANGASANA, postura de la esfinge

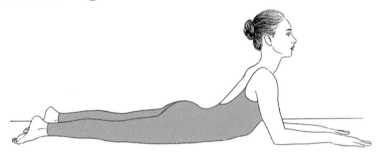

Salamba
Bhujangasana

Túmbate boca abajo. Coloca los antebrazos en el suelo con los codos situados debajo de los hombros. Separa los pies aproximadamente algo más que a distancia de caderas. Si sientes que para la parte baja de la espalda te viene mejor una separación mayor o menor siéntate libre de adoptarla. Activa las piernas y también los antebrazos en el suelo. Aleja el pecho del suelo y ábrelo hacia delante. Mantén unas 4 respiraciones y después descansa boca abajo, observando el efecto de la postura.

● Ajustes

Siente la acción de los antebrazos no solo hacia el suelo, sino también hacia los lados, como si quisieras alejar un antebrazo del otro. Más que de subir la columna se trata de alargarla hacia delante.

● Beneficios

Esta postura expande la caja torácica, los órganos se estiran, los riñones se tonifican y se crea espacio entre las vértebras.

SALABHASANA, postura del saltamontes, variaciones

Túmbate boca abajo, coloca una mano encima de la otra y descansa la cabeza sobre las manos. Suelta las piernas, deja que los talones caigan de la forma que les apetezca. Conecta con tu respiración y con tu centro. Conecta los brazos con tu centro, como si tuvieses unos brazos muy largos que se originan en el ombligo, conecta también las piernas con tu centro, imaginando que tienes unas piernas muy largas. Conecta también la cabeza a través de una línea imaginaria con tu centro y haz lo mismo con el coxis. La referencia de conectar el centro con esas «6 extremidades» la puedes utilizar en todas las posturas y en cada momento para crear armonía y alineación entre las diferentes partes del cuerpo.

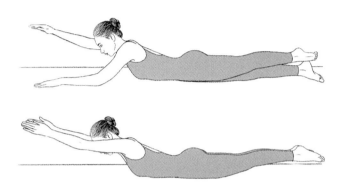

Salabhasana

Después de unas 5 respiraciones aproximadamente empieza a activar las piernas, a alejar los pies del centro. Activa también los brazos, alejándolos del centro. La cabeza y el coxis se van alejando entre sí. De esta forma las 6 líneas que conectan con el centro se van estirando. Sigue alargando, y con una exhalación levanta el brazo derecho y la pierna izquierda del suelo, el pecho y la cabeza también se levantan ligeramente. Mantén aquí unas 4 respiraciones, y después, cambia de brazo y pierna y haz lo mismo que con las anteriores. Cuando hayas terminado, descansa con la cabeza en las manos y observa cómo estás y las sensaciones que surgen en el centro.

Puedes repetir levantando los dos brazos y las dos piernas al mismo tiempo, siempre con la idea de alargar las 6 líneas que se unen en el centro.

● Ajustes

Cuando levantes el pecho no tires del cuello; el cuello sigue la columna. Recuerda que se trata siempre de alargar más que de subir. El borde externo de los muslos gira levemente hacia el suelo, de forma que los talones pueden apuntar ligeramente hacia fuera.

● Beneficios

Se fortalece la musculatura de la espalda. Los órganos y el vientre se estiran, los riñones se tonifican. Las extensiones en general nos recargan y activan y pueden mejorar nuestro humor.

Variante DHANURASANA, postura del arco

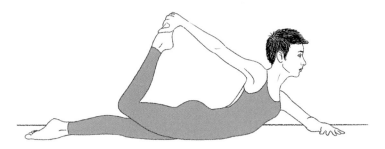

Dhanurasana (variante)

Túmbate boca abajo, coloca una mano encima de la otra y descansa la cabeza encima de las manos. Suelta las piernas, deja que los talones caigan de la forma que les apetezca. Conecta con tu respiración y con tu centro. Separa las piernas aproximadamente a distancia de la esterilla, actívalas y gira el borde externo de los muslos hacia fuera, de tal forma que los talones apuntarán ligeramente hacia fuera. Si sientes que para la parte baja de la espalda te viene mejor una separación mayor o menor, siéntate libre de adoptarla. Dobla la rodilla derecha y coloca la mano derecha en el tobillo derecho. Mantén el antebrazo izquierdo activo en el suelo. Busca una suave acción del tobillo hacia la mano y de la mano hacia el tobillo. Levanta la parte superior del tronco y la cabeza y abre el pecho hacia delante. Mantén unas 4 respiraciones, a continuación suelta, quédate tumbada boca abajo observando cómo estás. Después cambia de lado.

● Ajustes

Con la planta del pie de la pierna doblada busca una acción hacia el techo. No tires del cuello y recuerda que en las extensiones se trata de seguir alargando la columna.

● Beneficios

Se fortalece la musculatura de la espalda y se elimina tensión de los hombros. Se estira el músculo psoas y se tonifican los órganos. Ayuda a mejorar nuestra respiración y aumenta los niveles de energía.

USTRASANA, postura del camello

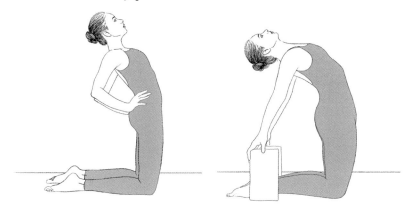

Ustrasana

Colócate de rodillas con las piernas paralelas. Activa los empeines y las espinillas hacia el suelo. Coloca las manos en las caderas con los codos apuntando hacia los lados. Mantén las piernas activas (puedes colocar un bloque entre los muslos para evidenciar la acción de las piernas y el giro hacia dentro de los muslos). Vete abriendo el pecho hacia el techo alargando siempre al mismo tiempo la columna. Puedes mantener las manos en las caderas intentando alejar los codos el uno del otro o puedes estirar los brazos hacia los lados con las palmas de las manos giradas hacia delante. Cuando estés más familiarizada con la postura, puedes poner unos bloques al lado de los tobillos para colocar las manos y profundizar en esta extensión. Puedes colocar los bloques a diferentes alturas o se pueden sustituir por una silla o un taburete para una postura menos intensa. Mantén unas 3-4 respiraciones y para salir coloca las manos en la cadera, sigue manteniendo las piernas activas y vuelve a la vertical. A continuación pasa un momento por cuadrupedia y después a Adho Mukha Svanasana.

● Ajustes

No dejes caer la cabeza hacia atrás cerrando la parte posterior del cuello; mantenla en línea con la columna, o, si esa opción te molesta en el cuello, puedes mirar hacia delante. Mantén las piernas fuertes con los muslos girando hacia dentro.

● Beneficios

Se flexibiliza la parte dorsal de la columna, aliviando tensiones en el cuello y dándole más espacio a la caja torácica. Se estira el vientre y toda la parte frontal del tronco.

SETU BANDHASANA, postura del puente

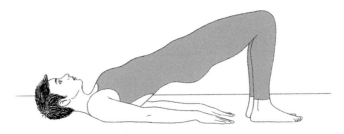

Setu Bandhasana

Túmbate boca arriba con las piernas flexionadas y las plantas de los pies apoyadas en el suelo. Separa los pies a la anchura de las caderas y coloca los brazos en el suelo a lo largo del cuerpo. Lleva la atención a los pies y trata de sentir toda la planta del pie en contacto con el suelo. Conecta con tu respiración y, cuando estés lista, levanta con una exhalación la pelvis del suelo. Los hombros buscan el suelo y el pecho se acerca a la barbilla. Mantén la pelvis elevada durante unas 4-5 inspiraciones y al exhalar baja la pelvis y busca una posición neutral para la columna.

● Ajustes

Mantén los pies activos como si quisieras desplazarlos hacia delante sin hacerlo. Trata de sentir también el apoyo de los hombros en el suelo.

● Beneficios

Esta postura estira el cuello y quita tensión en la zona de los hombros. Se estiran las ingles y los flexores de la cadera. Debido a la suave inversión hay más aporte sanguíneo a la zona del cuello y de la cabeza recargando las glándulas y calmando el sistema nervioso.

> Las extensiones abren y estiran toda la parte frontal del cuerpo, abren el pecho y el corazón, por lo que nos hacen sentir más positivas, vitales y energéticas.

SETU BANDHASANA, con bloque

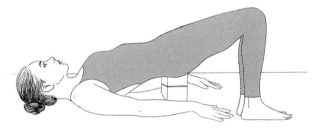

Setu Bandhasana, con bloque

Coloca uno o dos bloques al lado de la esterilla y túmbate boca arriba con las piernas flexionadas y las plantas de los pies en el suelo. Coge uno o dos bloques y colócalos debajo del sacro. Es importante que estés cómoda, así que regula la altura según cómo te sientas. Quizá quieras forrar el bloque con una manta o toalla. Mantén los pies con una ligera acción hacia el suelo, los muslos con una ligera tracción hacia delante y quédate aquí unas respiraciones observando cómo internamente van cambiando las sensaciones, siempre utilizando tu respiración como punto de referencia.

● Ajustes

No acerques la barbilla hacia el pecho, es el pecho el que se acerca a la barbilla.

● Beneficios

Hay un mayor aporte sanguíneo a la garganta y el cerebro, ayudando así a recargar glándulas y calmar el sistema nervioso. Crea espacio en la zona de la pelvis y el psoas se estira.

LAS FLEXIONES HACIA DELANTE

Las flexiones hacia delante invitan a la introspección, contribuyen a calmar la agitación de la mente y a reducir el cansancio y pueden contribuir a soltar tensión acumulada en los órganos abdominales, mejorando dolencias del aparato digestivo.

Indicadas durante la menstruación, sobre todo cuando estamos más irritables. En ese caso es muy beneficioso practicarlas con un soporte debajo de la cabeza (una silla, un cojín).

Es importante tener en cuenta que en todas las flexiones hacia delante el movimiento empieza desde la pelvis, que se inclina hacia delante por encima de los muslos, no es la columna la que se flexiona. Si cuando nos sentamos las lumbares tienden a redondearse, es importante colocar altura debajo de las nalgas, unas mantas o un cojín. Si eres principiante o te resultan difíciles, empieza practicando posturas de pie e incorpora las flexiones hacia delante más tarde. Evítalas si sufres de depresión o si tienes una hernia discal.

JANU SIRSASANA

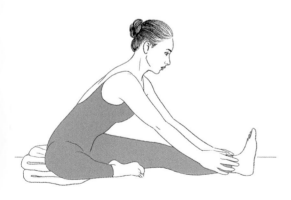

Janu Sirsasana

Siéntate encima de una manta doblada con la esquina asomando entre las piernas y estira las piernas hacia delante. Recoge la rodilla derecha y coloca el pie hacia la cara interna del muslo izquierdo, la rodilla derecha apuntará hacia fuera. Si la rodilla queda elevada del suelo o te molesta, coloca una manta o un cojín debajo. Si la rodilla sigue molestando, no hagas esta postura. La pierna izquierda se mantiene estirada y activa, con los dedos del pie izquierdo apuntado hacia el techo. Toma consciencia del canto externo del pie derecho en el suelo y de cómo la cadera derecha entra en su articulación. Gira la pelvis de tal forma que apunte hacia delante, para eso lleva la pierna estirada ligeramente hacia atrás. Desde la cadera flexiona el tronco hacia delante, coloca las manos al lado de la pierna izquierda, o a ambos lados de la espinilla o coge los lados del pie. Mantén unas respiraciones en la fase 1 sin flexionarte del todo y después puedes bajar a la fase 2. Mantén unas 5 respiraciones, para salir, vuelve a incorporar el tronco, recoge la rodilla doblada y estira la pierna. Cambia de lado.

● Ajustes

Si te molesta la parte baja de la espalda, no bajes a la fase dos; mantente en la vertical.

● Beneficios

Esta postura tonifica los órganos, en especial útero y ovarios, contribuyendo así a equilibrar el ciclo. La fase 2 practicada con soporte debajo de la cabeza ayuda a aliviar los dolores de cabeza y dolores menstruales. La mente se calma.

BADDHA KONASANA, postura del zapatero

Siéntate con la piernas estiradas hacia delante y recoge el interior de las dos rodillas; junta las plantas de los pies. (Coloca unos bloques o unas mantas bajo las rodillas.) Coloca las manos en las espinillas a la altura de los tobillos y alarga la columna. Los cantos de los pies ejercen una ligera acción hacia el suelo. Mantén con el tronco en la vertical varias respiraciones. Después, flexiónate desde las caderas hacia delante. Estira los brazos hacia delante para darle más extensión a los costados. Apoya la cabeza en un soporte o en el suelo y mantén aquí varias respiraciones. Para salir incorpora el tronco y después recoge las rodillas.

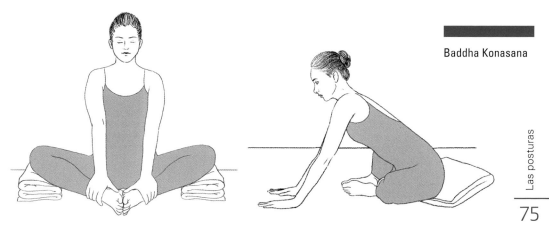

Baddha Konasana

● Ajustes

Si las rodillas se quedan muy elevadas, siéntate encima de una manta doblada. Si te molestan los cantos de los pies en el suelo, coloca una manta debajo. Si mantienes la postura durante más tiempo, coloca unos bloques o mantas debajo de las rodillas.

● Beneficios

Esta postura es muy importante para nosotras, pues con ella se reduce la rigidez en las caderas, aliviando la tensión abdominal que puede derivar de ello. Hay un mayor aporte sanguíneo a los órganos de la pelvis y estos se tonifican. La cara interna de las piernas se estira, el suelo pélvico se tonifica. Tiene un efecto calmante sobre el sistema nervioso.

SUKHASANA, postura sencilla con flexión hacia delante

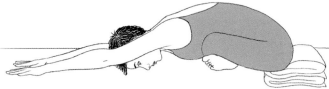

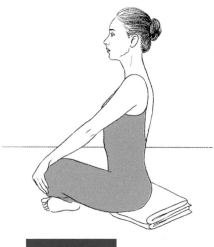

Sukhasana

Siéntate encima de un soporte con las piernas cruzadas y toma consciencia de cómo repartes el peso entre lado derecho y lado izquierdo, entre la parte frontal y la parte posterior. Alarga la punta de la cabeza hacia el techo y relaja el rostro. Conecta con tu respiración sin querer cambiarla, solamente observarla. Inspira y exhala por la nariz. Coloca las manos por delante tuyo en el suelo y flexiónate hacia delante desde las caderas. Si llega la cabeza al suelo, apóyala; si no, apóyala en un bloque o en una silla.

● Ajustes

Si tienes tensión en la parte baja de la espalda, no fuerces la flexión hacia delante, puede aliviarte colocar unos bloques debajo de las rodillas. En caso de que te molesten las rodillas coloca unos bloques debajo de ellas.

● Beneficios

Con esta postura se reduce la rigidez en la cadera, y los órganos abdominales y de la pelvis se tonifican. Alivia las molestias asociadas a la menstruación, así como el dolor de cabeza cuando se practica con soporte debajo de la cabeza. Favorece la calma mental.

UPAVISTHA KONASANA, postura del ángulo sentada

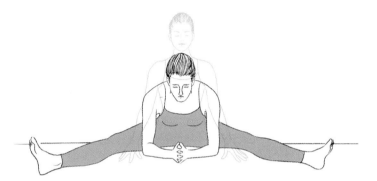

Upavistha Konasana

Dobla una manta y siéntate con las piernas en una separación amplia con el pico de la manta entre las dos piernas. Coloca las manos a ambos lados de la cadera con la yemas de los dedos en el suelo, alarga la columna y conecta con la respiración. Mantén las piernas activas con los dedos de los pies apuntando hacia el techo. Si notas que la columna se mantiene larga, flexiónate hacia delante desde las caderas. Cada cuerpo es diferente. Quizá algunas bajéis para apoyar los antebrazos en el suelo y otras os quedéis más en la vertical.

● Ajustes

Si al flexionarte se redondea la columna o si te molesta detrás de las rodillas, prueba a hacer la postura con las rodillas dobladas. Puedes incluso colocar un soporte, bloques o mantas, bajo las rodillas.

● Beneficios

Esta postura es muy beneficiosa para las mujeres, ya que estimula la circulación en la zona pélvica y alivia molestias asociadas a la menstruación.

LAS INVERSIONES

Seguramente las posturas que llaman más la atención a las personas que no practican yoga son las inversiones. Hay diferentes tipos de inversiones, más energizantes, más calmantes y todas tienen en común un efecto refrescante para la mente y el cuerpo. Revitalizan los órganos, estimulan la circulación y tonifican el sistema inmune. Las inversiones tienen un efecto profundo sobre el sistema endocrino: la sangre fluye hacia las glándulas más importantes y ayuda a equilibrar el sistema endocrino y a regular nuestro ciclo menstrual.

> Evita las inversiones durante la fase de sangrado, si estás embarazada o tienes dolores de cabeza.

ARDHA ADHO MUKHA VRKSASANA

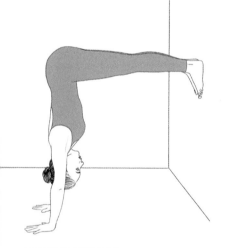

Para realizar esta postura necesitas una pared. Para calcular dónde poner las manos en el suelo siéntate en el suelo con la espalda contra una pared. Estira las piernas hacia delante: el punto donde se quedan los pies es donde vas a colocar las palmas de las manos. Abre bien las palmas de la manos y coloca los pies en el rodapiés —como si estuvieses haciendo un perro boca abajo únicamente con una distancia más corta. Conecta con tu respiración y sube los pies por la pared manteniendo los dedos de los pies apuntando hacia abajo y los muslos paralelos al suelo. Los pies se activan hacia la pared y las piernas también están activas. Conecta con tu centro. Mantén varias respiraciones.

Ardha Adho Mukha Vrksasana

Para salir baja lentamente los pies al suelo y pasa directamente al embrión y observa cómo estás. Puedes volver a repetir la postura.

● Ajustes

No empujes el tronco hacia delante, sino intenta mantenerlo paralelo a la pared. Trata de transmitir la fuerza de los brazos a toda la columna y no solamente hasta los hombros. Puedes utilizar aquí el concepto de las 6 extremidades aplicado en la postura de Salabhasana, como si tus brazos fueran muy largos con su punto de origen en el ombligo.

● Beneficios

Esta postura no solo fortalece los brazos y las muñecas, sino que aporta vitalidad a todo el organismo.

SARVANGASANA, postura sobre los hombros

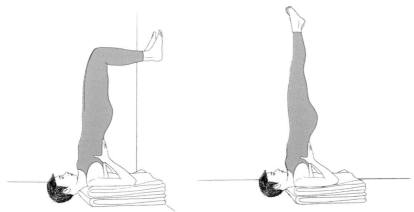

Sarvangasana

Dobla dos o tres mantas y colócalas una encima de la otra con los bordes redondos juntos. Colócalas en el suelo cerca de una pared, de forma que cuando te tumbes en el suelo los hombros queden dentro de las mantas, la cabeza fuera de las mantas, las nalgas a poca distancia de la pared y las piernas apoyadas en la pared. A continuación pon los pies en la pared —las espinillas quedarán paralelas al suelo. Siente la acción de los pies en la pared, conecta con la respiración, y con una exhalación levanta la pelvis del suelo, coloca las manos en la espalda para que el tronco también suba. Mantén unas respiraciones con los pies en la pared y las piernas activas.

Cuando estés ya familiarizada con mantenerte en esta postura inicial puedes separar las piernas de la pared y buscar la vertical. Los muslos buscarán un ligero giro hacia el interior y una tracción hacia el techo. Los codos buscan una acción hacia el suelo. Mantén la postura el tiempo que estés cómoda. Para salir lleva los pies a la pared y lentamente baja el tronco. A continuación deslízate hacia atrás de tal forma que los hombros estén en el suelo y el borde de las mantas a la altura de los omóplatos. Mantén aquí unas respiraciones y para incorporarte gírate de lado.

● Ajustes

Si estás menstruando no practiques esta postura, tampoco está indicada si tienes la presión alta o dolores de cabeza. Si te molesta el cuello, practícala solo acompañada de un(a) profesor(a) experto/a.

● Beneficios

Esta postura denominada la «reina de las posturas» proporciona un aporte sanguíneo adicional a las glándulas tiroides y paratiroides, tiene un efecto calmante sobre el sistema nervioso, ayuda a eliminar toxinas. Está muy indicada para los días anteriores de la regla.

HALASANA, postura del arado

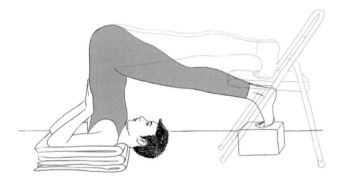

Halasana

Dobla dos o tres mantas y colócalas una encima de la otra con los bordes redondos juntos. Colócalas en el suelo cerca de una pared, de forma que cuando te tumbes en el suelo los hombros queden dentro de las mantas, la cabeza fuera de las mantas, las nalgas con poca distancia de la pared y las piernas apoyadas en la pared. A continuación pon los pies en la pared —las espinillas quedarán paralelas al suelo. Siente la acción de los pies en la pared, conecta con la respiración y con una exhalación levanta la pelvis del suelo. Mantén unas respiraciones con los pies en la pared y las piernas activas. A continuación lleva las piernas hacia atrás: puedes colocar los pies en el suelo, en unos bloques o en una silla. Si no estás familiarizada con Halasana es mejor empezar por colocar los pies en una silla y valorar cómo responde el cuerpo. Para salir lleva las piernas a la vertical y después los pies (primero uno y después el otro) a la pared y lentamente baja el tronco. A continuación, deslízate hacia atrás de tal forma que los hombros estén en el suelo y el borde de las mantas a la altura de los omóplatos. Mantén aquí unas respiraciones y para incorporarte gírate de lado.

● Ajustes

Si estás menstruando no practiques esta postura, tampoco está indicada si tienes la presión alta o dolores de cabeza. Si te molesta el cuello practícala solo acompañada de un(a) profesor(a) experto/a.

● Beneficios

Halasana contribuye a equilibrar el sistema endocrino, tonifica la zona pélvica y los órganos, estimula la circulación, alarga la columna, alivia la fatiga y tiene un efecto calmante.

LAS POSTURAS PASIVAS

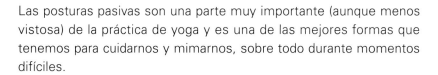

Las posturas pasivas son especialmente beneficiosas durante el sangrado, el embarazo, el climaterio. ¡Aunque en realidad lo son siempre!

Las posturas pasivas son una parte muy importante (aunque menos vistosa) de la práctica de yoga y es una de las mejores formas que tenemos para cuidarnos y mimarnos, sobre todo durante momentos difíciles.

Nos cuesta más encontrar el tiempo durante el día para este tipo de posturas, porque asumimos que «no hacemos nada» y vivimos en una sociedad donde se premia la productividad. Pero justamente ese no hacer nada tiene un efecto terapéutico profundo, que nos permite recargarnos de energía, restablecer el equilibrio interno. Calman una mente agitada y eso va a permitir que todo el organismo funcione mejor.

Son especialmente beneficiosas durante el sangrado, el embarazo, el climaterio… ¡Aunque en realidad lo son siempre!

SUPTA BADDHA KONASANA

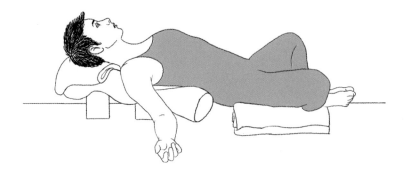

Supta Baddha
Konasana

Necesitarás un cojín alargado o una manta doblada a lo largo. Unos bloques, y dos mantas o cojines.

Coloca un bloque en su altura más baja en la esterilla y detrás de ese bloque otro en la altura intermedia. La idea es crear una inclinación para poder apoyar el cojín alargado o las mantas dobladas. Puede que estés cómoda sin colocar los bloques por debajo, apoyando el cojín directamente en el suelo. Es cuestión de probar y escoger la opción que mejor funcione para ti.

Una vez colocado el soporte central coloca una manta a cada lado de la esterilla. Siéntate delante del cojín, junta las plantas de los pies y coloca las mantas dobladas debajo de las rodillas.

Túmbate hacia atrás con la espalda encima del cojín. Puedes colocar una manta debajo de la cabeza si te resulta más cómodo. Con las manos desliza las nalgas ligeramente hacia los pies.

Conecta con la respiración y quédate aquí el tiempo que estés cómoda. No tienes que hacer nada, no tienes que empujar las rodillas hacia suelo. Es una postura de mucha apertura en la pelvis y en el pecho, deja que esta apertura ocurra progresivamente sin oponer resistencia.

● Ajustes

Si te molestan las lumbares, prueba a tumbarte con menos altura y/o a subir la altura debajo de las rodillas. El sacro puede tocar el cojín o quedarse separado del cojín unos centímetros. Si notas que los hombros no están totalmente relajados, prueba a colocar altura debajo de las manos o antebrazos (bloques o mantas).

● Beneficios

Con esta postura se alivian las molestias asociadas a la regla, alivia la presión en la zona pélvica, alivia tensión en el abdomen y el pecho se abre reduciendo tensión en el diafragma. Tiene un efecto calmante sobre el sistema nervioso.

PIERNAS EN PARED

Para esta postura necesitas una pared. Es una postura muy sencilla con muchos beneficios. Para entrar en la postura siéntate con las nalgas cerca de la pared. Desde aquí vete girando la espalda hacia el suelo y eleva las piernas apoyándolas en la pared. No hace falta que las nalgas estén apoyadas a la pared. Las piernas están estiradas pero relajadas. Quédate en esta postura el tiempo que te apetezca.

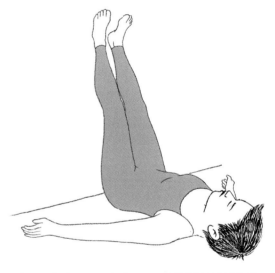

● Ajustes

Si las lumbares se acercan al suelo aleja las nalgas de la pared. Si la cabeza va hacia atrás, coloca una manta doblada debajo de la cabeza.

Piernas en pared

● Beneficios

Con esta postura se alivia el cansancio y la hinchazón de la piernas y los pies.

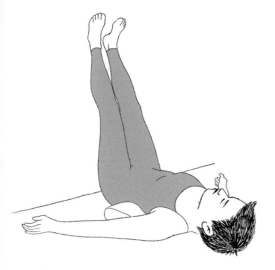

Viparita Karani

VIPARITA KARANI, el gran rejuvenecedor

Para esta postura necesitarás un cojín (o varias mantas dobladas a lo largo) y una pared, y puede ser que en algún caso una o dos mantas. Coloca el cojín paralelo a la pared dejando un espacio de unos 5 centímetros entre cojín y pared. Para entrar siéntate en un extremo del cojín de costado a la pared. Rueda hacia atrás, al mismo tiempo que subes las piernas por la pared. Al principio puede que no te resulte fácil entrar en esta postura y necesites practicar entrar y salir varias veces, alejar o acercar el cojín de la pared antes de encontrar la distancia adecuada para ti con respecto a la pared. Por los beneficios que tiene la postura merece la pena probar.

Una vez en la postura, la parte baja de la espalda está en el cojín y las costillas inferiores también. De esta manera se forma un suave arco en la parte alta de la espalda. Deja los brazos al lado del tronco abiertos hacia los lados. Conecta con tu respiración, obsérvala y disfruta de la sensación progresiva de la mente y el cuerpo que se aquieten.

● Ajustes

Evita la postura si sientes presión en la cabeza. El propósito de la postura no es el de estirar las piernas, así que, si notas tirantez detrás de las piernas, aléjate de la pared.

● Beneficios

Con esta postura se reducen los niveles de estrés, la mente se aquieta. El corazón y los pulmones se tonifican. Proporciona alivio para las varices y las piernas hinchadas.

SAVASANA, postura del cadáver

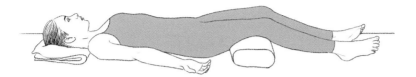

Savasana

Savasana es la postura que cierra siempre una sesión de yoga. Puede que a veces pensemos que no tenemos tiempo o que no sea tan importante practicar Savasana. Pero no es así, es una postura muy importante y cuanto más pensamos que no tenemos tiempo para practicarla más necesitamos practicarla.

Aunque Savasana suele ser la postura final de una sesión de yoga también está indicada para practicarla de forma aislada. Al final de la práctica de asanas, Savasana te permite integrar todo lo trabajado.

Túmbate boca arriba en la esterilla. Asegúrate de no pasar frío. Conecta con la respiración y suelta el peso de todo el cuerpo hacia el suelo. Relaja la mandíbula y los ojos. Deja que las piernas se suelten y a lo mejor giren hacia fuera. Relaja los brazos y deja que los dedos de las manos se redondeen. Nota la piel de la cara y relájala. Observa cómo el proceso sigue y siempre hay algo más que se puede soltar. Quédate por lo menos unos 10 minutos.

● Ajustes

Puedes colocar un soporte debajo de las rodillas y un soporte debajo de la cabeza si te resulta más cómodo, o puedes incluso colocar las piernas en una silla. Asegúrate de estar realmente cómoda.

● Beneficios

Savasana es muy importante y te recomiendo no saltártela. La postura permite que cuerpo y mente asimilen la práctica realizada, que descanses y te regeneres. Tiene un efecto profundo sobre el sistema nervioso creando equilibrio interno y regulando la respiración.

EL PROGRESO TIENE QUE VENIR
DEL FONDO DE NOSOTROS
Y NO PUEDE SER FORZADO O ACELERADO

—Rainer Maria Rilke

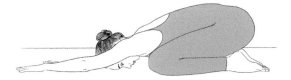

3

NUESTROS CICLOS Y NUESTRAS TRANSICIONES

• • • • • • • •

LA MENSTRUACIÓN

Quizá la primera vez que tuvimos la menstruación, nuestra madre nos hablara con toda naturalidad e incluso nos llevara a celebrarlo. O puede que nos explicara lo mínimo, tratándolo como un tabú. Para la mayor parte de las mujeres de mi época es más probable lo segundo. Apenas hablábamos con los adultos sobre el síndrome premenstrual, los dolores de cabeza, los cambios de humor… Eso sí, sí se nos avisaba de tener cuidado con los chicos, pues implicaba un peligro de quedarnos embarazadas.

Inevitablemente la menstruación es algo muy presente en nuestras vidas durante muchos años y la forma de convivir con nuestra naturaleza cíclica puede influir mucho en nuestra calidad de vida.

Desde el punto de vista fisiológico, intervienen tres glándulas en el ciclo menstrual: el hipotálamo, la glándula pituitaria y los ovarios. Al comienzo del ciclo el hipotálamo envía la señal a la glándula pituitaria de empezar el ciclo; la pituitaria produce las hormonas foliculoestimulante y luteinizante (FSH y LH), que estimulan la producción de estrógenos y la progesterona en los ovarios.

Los primeros días del ciclo los niveles de estrógenos y progesterona son más bajos y día tras día esta producción va aumentando. Los estrógenos van engrosando las paredes del útero y mejoran la circulación y la lubricación del cuello del útero y la vagina, siendo una situación muy favorecedora para que el esperma pueda entrar.

Cuando los estrógenos llegan a un nivel alto, la pituitaria segrega LH, que provoca la ovulación (el huevo sale del ovario). La progesterona ayuda a aumentar la circulación sanguínea en el útero para nutrir un posible embarazo y forma un tapón mucoso en el cuello del útero para evitar que entren bacterias. Si no hay embarazo, los niveles de progesterona y estrógenos descienden y el endometrio es expulsado en la menstruación.

Los excesos de estrógenos y progesterona son eliminados a través del hígado y los riñones. Si eso no ocurre de forma adecuada, por ejemplo, porque el hígado está agotado, y las hormonas no eliminadas son reabsorbidas en la sangre pueden aparecer síntomas como fatiga, sangrados menstruales abundantes, problemas digestivos, depresión, etc.

Asimismo es interesante tener en cuenta que el hipotálamo, además de regular nuestras necesidades más básicas (hambre, sed, temperatura corporal, deseo sexual), se ubica muy cerca de nuestro centro emocional y puede verse afectado por nuestro estado emocional, que a su vez puede afectar a nuestro ciclo.

El ciclo de la ovulación está influido por la luna; hay muchos estudios que documentan que la luz, la luna y las mareas desempeñan un papel en la regulación del ciclo menstrual.

Si somos conscientes de nuestro ciclo menstrual, podemos adaptar nuestras actividades y sacarle mucho más partido a lo que hacemos y vivir más en armonía con nuestro cuerpo, sin tener que luchar contra la menstruación.

La doctora Christiane Northrup documenta que recibimos y procesamos información de forma diferente en las distintas fases del ciclo: en los días que llevan a la ovulación nos estamos preparando para dar vida; el deseo sexual está más elevado, nos sentimos más extrovertidas, animadas y creativas. Socialmente es una fase mucho más valorada que la que lleva a la menstruación.

La fase que llega después de la ovulación y conduce a la menstruación es un periodo de evaluación y de reflexión. Nuestra limpieza biológica natural va acompañada también de una limpieza física. Socialmente esta fase más «oscura» de nuestro ciclo está menos aceptada y muchas mujeres la bloqueamos. El peligro es que ese bloqueo se manifieste de otra forma, como, por ejemplo, síndrome premenstrual, dolores menstruales fuertes, etc.

Si somos conscientes de nuestro ciclo menstrual, podemos adaptar nuestras actividades y sacarle mucho más partido a lo que hacemos y vivir más en armonía con nuestro cuerpo, sin tener que luchar contra la menstruación. Miranda Grey en sus diferentes libros reformula las cuatro fases del ciclo y comenta cómo vivir respetando esas fases puede mejorar nuestra vida en todos los ámbitos.

1. *Fase reflexiva:* tiempo de reflexión y recogimiento que da lugar a nuevas ideas y a cambios (menstruación).

2. *Fase dinámica:* estamos mentalmente y fisicamente revitalizadas listas para darle forma y acción a las nuevas ideas (fase folicular, lleva a la ovulación).

3. *Fase expresiva:* estamos no solo con la atención en nosotras sino también más hacia los demás, hacia el mundo, más altruistas y empáticas (ovulación).

4. *Fase creativa:* para muchas es la fase más difícil, con más impacto en nuestra vida laboral y nuestras relaciones; baja nuestra energía física y mental, puede ser una fase muy emocional y una oportunidad para comprendernos y aceptarnos mejor (fase lútea/fase premenstrual).

YOGA PARA UN CICLO MENSTRUAL EQUILIBRADO

Una práctica de yoga regular, que incluye todo tipo de posturas, es de gran ayuda para crear el equilibrio interno necesario para tener un ciclo menstrual equilibrado. Asimismo, en la práctica de yoga es beneficioso ser conscientes de las diferentes fases de estos días para adaptar las posturas y la secuencia, sentirnos mejor, más conectadas y en armonía con nosotras mismas.

Una práctica regular no tiene por qué ser siempre una práctica de 1 hora o más. Desde luego es más beneficioso practicar 15 minutos todos los días que una vez a la semana 2 horas.

En la primera fase del ciclo, cuando estamos sangrando, los niveles de energía suelen estar más bajos y por lo general somos menos sociables, y tenemos el foco puesto más hacia el interior y menos hacia el exterior. Para esta fase puede que sea más indicada una práctica suave, con posturas restaurativas.

En la segunda fase, cuando la cantidad de estrógenos es más alto, los niveles de energía también suelen estar más elevados: estamos más vibrantes, con ideas más frescas, preparándonos para concebir. Puede que nos apetezca una práctica de yoga más activa, energética y dinámica.

El momento de la ovulación es un tiempo en el que nos sentimos y estamos más abiertas, con la energía concentrada en recibir, estamos más sociables. En relación con la práctica puede que nos siga apeteciendo una práctica más vigorosa o una mezcla entre dinamismo y lentitud.

En la última fase descienden los niveles de estrógenos y eso afecta también a los músculos y los ligamentos. Además, hacia el final del ciclo las mujeres segregamos relaxina para permitir que el cuello del útero

Una práctica regular no tiene por qué ser siempre una práctica de 1 hora o más. Desde luego es más beneficioso practicar 15 minutos todos los días que una vez a la semana 2 horas.

> Si estamos en contacto con nosotras mismas, con nuestras necesidades, nuestros límites y nuestra fisiología, tenemos mucha más probabilidad de prevenir lesiones.

se relaje. La relaxina influye también en los ligamentos, relajándolos, algo que puede hacer que las mujeres seamos más vulnerables a sufrir lesiones hacia el final del ciclo. Si estamos en contacto con nosotras mismas, con nuestras necesidades, nuestros límites y nuestra fisiología, tenemos mucha más probabilidad de prevenir lesiones. Energéticamente es una fase más reflexiva, en la que la atención está dirigida hacia el interior.

La práctica de asanas ayuda a mitigar los factores que pueden llevar a un ciclo irregular, creando equilibrio interno entre los distintos sistemas y calmando el sistema nervioso. Equilibrar mediante la práctica de yoga el sistema endocrino contribuye a regular la función de la glándula pituitaria y del hipotálamo.

Incorporar posturas que contemplan todo el rango de movimientos, incluyendo inversiones, extensiones y torsiones, contribuye a estimular el equilibrio interno. Practicar posturas restaurativas en momentos en los que nos sentimos sobrecargadas y al límite ayudará a calmar el sistema nervioso y a equilibrar el sistema reproductivo.

Hay un caso muy particular, por lo frecuente que resulta en la actualidad, en el que una práctica de yoga regular puede ser especialmente beneficiosa: *la endometriosis*. La endometriosis consiste en la presencia de tejido endometrial fuera del útero, sobre todo en la zona pélvica, las paredes de la pelvis y los intestinos, que no es eliminado durante la menstruación. Ese tejido endometrial externo al útero responde al ciclo menstrual de la misma forma que lo hace el tejido endometrial dentro del útero. Los síntomas de la endometriosis son dolores menstruales muy fuertes, sangrados intensos, fatiga, dolores en la zona de la pelvis, dolor en las relaciones sexuales, y a veces puede causar esterilidad.

Cada mujer vivimos el ciclo de una forma, y la misma mujer en diferentes fases de su vida vive la menstruación de forma distinta y variable. Os

> Puede que nuestra intuición esté dormida o poco «entrenada», pero con paciencia, amabilidad y dedicación la podemos despertar.

invito a probar las diferentes posturas, escucharos y valorar si os sentís bien practicándolas. Puede ocurrir que una postura que nos ha sentado bien en un determinado momento no lo haga en otro y viceversa.

Con la práctica del yoga queremos activar el sistema nervioso parasimpático, el de la calma, el que favorece la autoescucha. Hoy en día tenemos mucha información y a veces esta situación provoca una confusión en nosotros, perdiendo la capacidad de autodecisión o incluso llegamos a no fiarnos de nuestra intuición. Con las asanas queremos fomentar la conexión con una misma, la conexión con nuestra intuición, porque nosotras mismas más que nadie sabemos qué nos sienta bien en cada momento. Puede que nuestra intuición esté dormida o poco «entrenada», pero con paciencia, amabilidad y dedicación la podemos despertar.

● Indicaciones generales para la práctica de asanas durante la menstruación

- Evitar las inversiones en días de sangrado fuerte
- Intentar practicar posturas no demasiado vigorizantes en esos días
- Practicar posturas restaurativas
- Hacer posturas que no obstruyan el flujo menstrual y que no agoten

POSTURAS PARA PRACTICAR DURANTE LA FASE DE SANGRADO

Una práctica demasiado vigorizante durante los días de sangrado nos puede debilitar más que recargar, así que es bueno ajustar la práctica y escuchar nuestro cuerpo. No es el momento para tratar de perfeccionar una postura o probar posturas más avanzadas. Muchas mujeres podemos seguir practicando posturas de pie, torsiones, extensiones, pero bajando la intensidad. Lo ideal para la práctica de las posturas de pie durante esta fase es utilizar más soportes como una pared y/o una silla, ya que eso nos permitirá regular el esfuerzo y abrir el cuerpo con facilidad y sin forzar. Pero otras mujeres necesitan una práctica mucho más suave y restaurativa para recargar el cuerpo. Las inversiones no se recomiendan durante el sangrado.

> Los soportes pueden enriquecer mucho nuestra práctica de yoga y sobre todo ayudan a adaptar la práctica a cada persona y no viceversa.

ADHO MUKHA VIRASANA con soporte

Coloca un cojín alargado o unas mantas dobladas a lo largo en el centro de la esterilla y colócate en cuadrupedia mirando hacia el cojín. Junta los dedos gordos de los pies, separa ligeramente las rodillas y con una exhalación lleva las nalgas hacia los

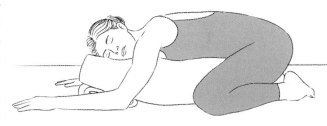

Adho Mukha Virasana con soporte

talones. Apoya el tronco en el soporte, haz los ajustes necesarios para estar del todo cómoda. Puedes apoyar la cabeza girada hacia un lado. Observa el movimiento de la respiración en la espalda. Quédate varias respiraciones así observando cómo se abre la parte posterior del cuerpo y cómo el peso del cuerpo se relaja hacia el soporte.

El soporte puede tener más o menos inclinación, y por tanto esta postura puede resultar especialmente cómoda durante el embarazo, cuando tenemos molestias de regla o estamos más tensas.

● Ajustes

Si los brazos no llegan cómodamente al suelo, puedes colocar altura debajo de ellos.

● Beneficios

Esta postura alivia la tensión en la espalda y crea calma en la mente. Si la practicamos cuando tenemos molestias en la zona abdominal, el contacto con el soporte proporcionará alivio en la zona.

Ciclos / Transiciones

BADDHA KONASANA, contra una pared y con brazos estirados en Parvatasana

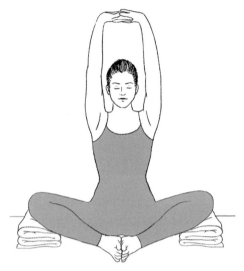

Baddha Konasana, contra una pared y con brazos estirados en Parvatasana

Siéntate con algo de altura contra la pared y recoge el interior de las dos rodillas; junta las plantas de los pies. Coloca unos bloques o unas mantas debajo de las rodillas. Conecta con la respiración. Entrelaza los dedos de las manos delante del tronco, estira los brazos hacia delante girando las palmas de las manos hacia fuera, conecta con la respiración y sube los brazos. Mantén aquí varias respiraciones observando cómo con la exhalación se estira el vientre y la columna. Con una exhalación baja los brazos, cambia el cruce de los dedos de las manos y repite.

● Ajustes

Si te molestan los cantos de los pies en el suelo, coloca una manta debajo. Trata de mantener los pulgares en contacto.

● Beneficios

El vientre se estira aliviando la tensión y la pesadez abdominal, y así contribuye a reducir sangrados abundantes. Tiene un efecto calmante sobre el sistema nervioso y está indicada para la endometriosis.

UPAVISTHA KONASANA, contra una pared con brazos estirados en Parvatasana

Siéntate con altura debajo de la nalgas, apoyada contra la pared y con las piernas en una separación amplia. Coloca las manos a ambos lados de la cadera con la yemas de los dedos en el suelo, alarga la columna y conecta con la respiración. Mantén las piernas activas con los dedos de los pies apuntando hacia el techo. Entrelaza los dedos de la manos delante del tronco, estira los brazos hacia delante girando las palmas de la manos hacia fuera, conecta con la respiración y sube los brazos. Man-

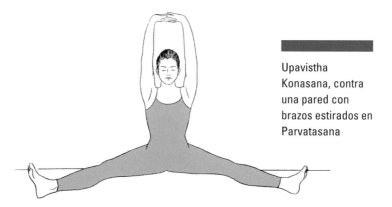

Upavistha
Konasana, contra
una pared con
brazos estirados en
Parvatasana

tén aquí varias respiraciones. Con una exhalación baja los brazos, cambia el cruce de los dedos de las manos y repite.

● Ajustes

Si la columna se redondea o si te molesta detrás de las rodillas, dóblalas.

● Beneficios

Esta postura masajea los órganos reproductores y eleva el útero, ralentizando así el sangrado y aliviando molestias menstruales. Está indicada para casos de endometriosis.

SETU BANDHA SARVANGASANA

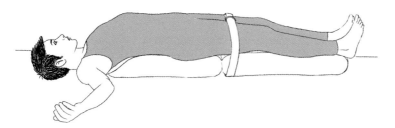

Setu Bandha
Sarvangasana

Coloca varios cojines o mantas dobladas a lo largo en la esterilla. Siéntate encima del cojín con las rodillas dobladas. Túmbate hacia atrás hasta que los hombros toquen el suelo, la cabeza también descansa en el suelo. Estira las piernas y apoya los pies en el otro cojín (o en unos bloques). Separa las piernas aproximadamente a distancia de caderas. Quédate en esta postura unos 5 minutos. Para salir de la postura flexiona las rodillas, deslízate hacia atrás y después gírate de lado.

● Ajustes

Si sientes molestias en la espalda, prueba a colocar una manta en el suelo delante del cojín (donde apoyan los hombros) para que haya más altura bajo los hombros.

● Beneficios

Con esta postura se estira el vientre, se alivia la tensión en el abdomen y la pesadez en la zona pélvica. Separar las piernas ligeramente ayuda a relajar más el útero y la musculatura del suelo pélvico. Esta postura está indicada para dolores fuerte de regla y endometriosis.

UTTHITA TRIKONASANA con silla

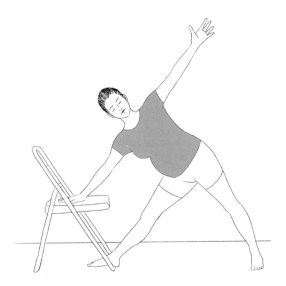

Utthita Trikonasana con silla

Coloca una silla a tu derecha con el asiento mirando hacia ti. Empieza en Tadasana, conecta con tu respiración y con cómo estás y lleva las manos a las caderas. Separa las piernas en una separación amplia, gira el pie izquierdo hacia dentro y el pie derecho hacia la derecha. Observa que los pies estén bien apoyados en el suelo, el peso repartido entre ambas piernas, el muslo derecho gira hacia fuera, y alarga la columna. Con la exhalación, desplaza la pelvis ligeramente hacia la izquierda, extendiendo a la vez la pierna derecha pensando en que la pelvis es como un bol que se vierte encima de la pierna derecha.

Extiende el brazo derecho paralelo al suelo, y al exhalar inclina el tronco desde la cadera hacia tu derecha, como si quisieras alcanzar con tu mano la pared que tienes a la derecha. A continuación, coloca la mano derecha en la silla.

Extiende el brazo izquierdo en línea con el brazo derecho o mantenlo en la cadera.

Mantén unas 4 respiraciones.

Para salir de la postura, dobla la rodilla derecha y con una inspiración sube el tronco a la posición inicial. Cambia de lado.

● Ajustes

Si hay tensión en el cuello y los hombros, mantén la mano superior en la cadera en lugar de extender el brazo hacia el techo. La mirada puede ir al frente o hacia el pie en caso de tensión en el cuello. No hace falta estirar del todo la pierna frontal. Si hay tensión en la parte baja de la espalda dobla ligeramente esa rodilla.

● Beneficios

Se estira la musculatura posterior de la pierna. Mejora la postura en general y crea espacio en los costados para una respiración más amplia, contribuyendo a reducir los niveles de ansiedad. Tonifica los órganos, los alarga y los estira, mejorando su funcionamiento y aliviando molestias en la zona abdominal. Fortalece las piernas y ayuda en caso de calambres.

ARDHA CHANDRASANA con pared por detrás

Para esta postura es aconsejable tener un bloque o una silla preparada. Acércate con la espalda a una pared. Apoya el talón izquierdo en la pared y gíralo ligeramente hacia dentro. Deja espacio entre la pared y el pie derecho, unos 15 cm aproximadamente. Parte de la espalda está en contacto con la pared. Entra en Utthita Trikonasana en el lado derecho. Coloca la mano izquierda en la cadera. Dobla la rodilla derecha y coloca la mano derecha en un bloque (o una silla) a aproximadamente 30 cm del pie derecho. Levanta el talón del pie izquierdo y quédate únicamente en las puntas del pie. Dobla ligeramente la rodilla derecha, observa la respiración y trata de encontrar estabilidad en los puntos

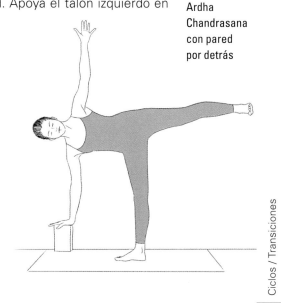

Ardha Chandrasana con pared por detrás

de apoyo que tienes ahora mismo. Abraza la columna con los órganos. Con una exhalación levanta la pierna izquierda del suelo hasta llevarla paralela al suelo y estira la pierna derecha. La pierna izquierda, apoyada en la pared, está activa con el pie flexionado. Gira el pecho y el abdomen ligeramente hacia el techo y estira el brazo izquierdo hacia el techo en línea con los hombros. Mantén la mirada hacia delante. La cabeza, parte de los hombros, parte de las nalgas y el pie elevado están en contacto con la pared por detrás.

● Ajustes

Si notas molestias en las caderas, dobla ligeramente la rodilla frontal.

● Beneficios

Esta postura es excelente para aliviar tensión en el vientre, crea alivio para sangrados abundantes, aumentando la circulación en la zona de la pelvis y el abdomen. Además, favorece una mayor apertura en el pecho, ampliando la respiración.

SUPTA PADANGUSTHASANA II, con soporte debajo de la pierna

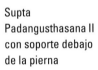

Supta
Padangusthasana II
con soporte debajo
de la pierna

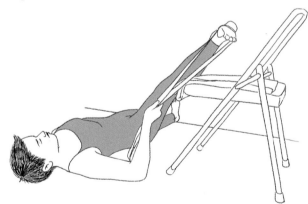

Para esta postura necesitas un cinturón, una silla (o taburete) y estar cerca de una pared. Coloca el borde corto de la esterilla contra la pared. Coloca la silla a tu derecha. Túmbate boca arriba en la esterilla y estira las piernas de tal forma que las plantas de los pies estén en contacto con la pared. A continuación pasa el cinturón por la base de los dedos del pie derecho y agarra con cada mano un lado del cinturón. Estira la pierna derecha hacia el techo. Los codos están ligeramente doblados, pero no apoyados en el suelo. La pierna izquierda se mantiene estirada hacia delante empujando la pared. Coge el cinturón con la mano derecha y deja el brazo izquierdo al lado del tronco. Dobla ligeramente la rodilla derecha, gira el muslo hacia fuera y abre la pierna hacia la derecha, apoyando la pierna en el soporte y el codo derecho en el suelo. Puedes incluso dejar el brazo derecho en el suelo. Quédate aquí varias respiraciones. Para salir, vuelve a agarrar el cinturón y lleva la pierna derecha a la vertical, después cambia de lado.

● Ajustes

No dejes que la cadera se vuelque hacia un lado; para evitarlo, mantén la pierna estirada en el suelo activa. Asegúrate de que no se tensen los hombros ni el cuello.

● Beneficios

Esta postura es beneficiosa para los órganos reproductivos, ya que los tonifica y ayuda a aliviar la tensión abdominal. Tonifica el suelo pélvico y alivia las molestias asociadas a la menstruación.

SUPTA BADDHA KONASANA

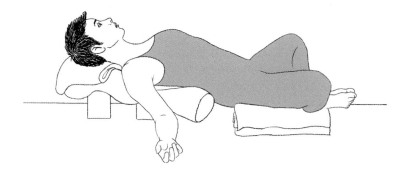

Supta Baddha Konasana

Para esta postura necesitas bastante material, ¡pero merece la pena! Necesitarás un cojín alargado o una manta doblada a lo largo. Unos bloques, y dos mantas o cojines.

Coloca un bloque en su altura más baja en la esterilla y detrás de ese otro bloque en la altura intermedia. La idea es crear una inclinación adecuada para poder apoyar el cojín alargado o las mantas dobladas. Puede que estés cómoda sin colocar los bloques por debajo, apoyando el cojín directamente en el suelo. Es cuestión de probar y escoger la opción que mejor funcione para ti.

Incorporar posturas que contemplan todo el rango de movimientos, incluyendo inversiones, extensiones y torsiones, contribuye a estimular el equilibrio interno.

Una vez colocado el soporte central coloca una manta a cada lado de la esterilla. Siéntate delante del cojín, junta las plantas de los pies y coloca las mantas dobladas debajo de las rodillas.

Túmbate hacia atrás con la espalda encima del cojín. Puedes colocar una manta debajo de la cabeza si te resulta más cómodo. Con las manos desliza las nalgas ligeramente hacia los pies.

Conecta con la respiración y quédate aquí el tiempo que estés cómoda. No tienes que hacer nada, no tienes que empujar las rodillas hacia suelo. Es una postura de mucha apertura en la pelvis y en el pecho, deja que esta apertura ocurra progresivamente sin oponer resistencia.

● Ajustes

Si te molestan las lumbares, prueba a tumbarte con menos altura y/o a subir la altura debajo de las rodillas. El sacro puede tocar el cojín o quedarse separado del cojín unos centímetros. Si notas que los hombros no están del todo relajados, prueba a colocar altura debajo de las manos (bloques o mantas).

● Beneficios

Con esta postura se alivian las molestias asociadas a la menstruación, alivia la presión en la zona pélvica, alivia tensión en el abdomen y el pecho se abre reduciendo tensión en el diafragma. Tiene un efecto calmante sobre el sistema nervioso.

POSTURAS PARA PRACTICAR ANTES DE LA MENSTRUACIÓN Y ESPECIALMENTE DURANTE EL SÍNDROME PREMENSTRUAL · · · · · · · · · · ·

El síndrome premenstrual (SPM) llega a presentar hasta más de 150 síntomas: irritación, ansiedad, mal humor, facilidad para el llanto,... Puede ser muy leve, pero también puede alterar considerablemente nuestra actividad cotidiana. Suele aparecer después de la ovulación y desaparece con la menstruación.

ADHO MUKHA SVANASANA (opcional con soporte debajo de la cabeza)

Desde cuadrupedia, con la inhalación, recoge los dedos de los pies hacia dentro. Con la exhalación, ayudándote del empuje de las manos en el suelo, lleva las nalgas hacia arriba y hacia atrás. Trata de estirar la columna, puedes flexionar una rodilla y estirar la otra, pedaleando antes de quedarte en la postura o hacer cualquier movimiento que te pida el cuerpo. Mantén varias respiraciones.

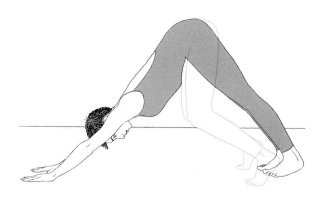

Adho Mukha Svanasana

Con una exhalación apoya las rodillas en el suelo, lleva las nalgas hacia los talones y descansa en la postura del embrión.

Para un efecto más calmante puedes colocar un soporte debajo de la cabeza para apoyarla: puede ser un bloque o varios, unas mantas dobladas. Asegúrate de que la cara y la boca se relajen... y si el cerebro fuese un músculo también te sugeriría *que lo relajaras.*

● Ajustes

No estires inmediatamente las rodillas: la prioridad en esta postura es estirar la columna, para ello puedes doblar ligeramente las rodillas. Asegúrate de que toda la palma de la mano apoye bien en el suelo. Mantén la cabeza en línea con la columna situándola al lado de las orejas.

● Beneficios

Se estira toda la columna, creando espacio entre las vértebras y en los costados. La pelvis se libera de peso y la parte posterior de las piernas se estira. Al ser una inversión suave, los órganos se van tonificando, las glándulas reciben más riego sanguíneo y la mente se calma.

SARVANGASANA

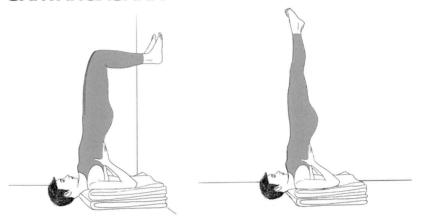

Sarvangasana

Dobla dos o tres mantas y colócalas una encima de la otra con los bordes redondos juntos. Colócalas en el suelo cerca de una pared, de forma que cuando te tumbes en el suelo los hombros queden dentro de las mantas, la cabeza fuera de las mantas, las nalgas a poca distancia de la pared y las piernas en la pared. A continuación pon los pies en la pared —las espinillas quedarán paralelas al suelo. Siente la acción de los pies en la pared, conecta con la respiración y con una exhalación levanta la pelvis del suelo, coloca las manos en la espalda para que el tronco también suba. Mantén unas respiraciones con los pies en la pared y las piernas activas. Cuando estés ya familiarizada con mantenerte en esta postura inicial puedes separar las piernas de la pared y buscar la vertical. Los muslos buscarán un ligero giro hacia dentro y una tracción hacia el techo. Los codos buscan una acción hacia el suelo. Mantén la postura el tiempo que estés cómoda. Para salir, lleva los pies a la pared (primero uno y luego el otro) y lentamente baja el tronco. A continuación deslízate hacia atrás, de tal forma que los hombros estén en el suelo y el borde de las mantas a la altura de los omóplatos. Mantén aquí unas respiraciones y para incorporarte gírate de lado.

● Ajustes

Asegúrate de que sea el pecho el que se eleve y no la barbilla la que se acerque al pecho. Si estás menstruando, no practiques esta postura; tampoco está indicada si tienes la presión alta o dolores de cabeza. Si te molesta el cuello, practícala solo acompañada de un(a) profesor(a) experto(a).

● Beneficios

Esta postura denominada la «reina de las posturas» proporciona un aporte sanguíneo adicional a las glándulas tiroides y paratiroides, tiene un efecto calmante sobre el sistema nervioso y ayuda a eliminar toxinas. Está muy indicada para los días anteriores de la regla.

HALASANA

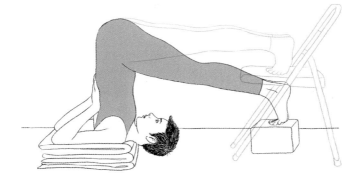

Halasana

Dobla dos o tres mantas y colócalas una encima de la otra con los bordes redondos juntos. Colócalas en el suelo cerca de una pared, de forma que cuando te tumbes en el suelo los hombros queden dentro de las mantas, la cabeza fuera de las mantas, las nalgas con poca distancia de la pared y las pierna en la pared. A continuación pon los pies en la pared —las espinillas quedarán paralelas al suelo. Siente la acción de los pies en la pared, conecta con la respiración y con una exhalación levanta la pelvis del suelo. Mantén unas respiraciones con los pies en la pared y las piernas activas. A continuación lleva las piernas hacia atrás: puedes colocar los pies en el suelo, en unos bloques o en una silla. Si no estás familiarizada con Halasana es mejor empezar por colocar los pies en una silla y valorar cómo responde el cuerpo. Para salir lleva las piernas a la vertical y después los pies a la pared y lentamente baja el tronco. A continuación deslízate hacia atrás de tal forma que los hombros estén en el suelo y el borde de las mantas a la altura de los omóplatos. Mantén aquí unas respiraciones y para incorporarte gírate de lado.

● Ajustes

Si estás menstruando, no practiques esta postura, tampoco está indicada si tienes la presión alta o dolores de cabeza. Si te molesta el cuello, practícala solo acompañada de un(a) profesor(a) experto(a).

● Beneficios

Halasana contribuye a equilibrar el sistema endocrino, tonifica la zona pélvica y los órganos, estimula la circulación sanguínea, alarga la columna, alivia la fatiga y tiene un efecto calmante.

VIPARITA KARANI

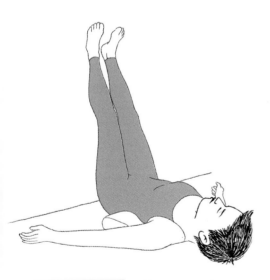

Viparita Karani

Para esta postura necesitarás un cojín (o varias mantas dobladas a lo largo) y una pared, y es posible que en algún caso una o dos mantas más. Coloca el cojín paralelo a la pared dejando un espacio de unos 5 centímetros entre cojín y pared. Para entrar siéntate en un extremo del cojín de costado a la pared. Rueda hacia atrás al mismo tiempo que subes las piernas por la pared. Al principio puede que no te resulte fácil entrar en esta postura y necesites practicar entrar y salir varias veces, alejar o acercar el cojín de la pared antes de encontrar la distancia adecuada para ti con respecto a la pared. Por los beneficios que tiene la postura merece la pena probar.

Una vez en la postura la parte baja de la espalda está en el cojín y las costillas inferiores también. De esta manera se forma un suave arco en la parte alta de la espalda. Deja los brazos al lado del tronco abiertos hacia los lados. Conecta con tu respiración, obsérvala y disfruta de la sensación progresiva de la mente y el cuerpo que se aquieten.

● Ajustes

Evita la postura si sientes presión en la cabeza. El propósito de la postura no es el de estirar las piernas, así que si notas tirantez detrás de las piernas aléjate de la pared. Asegúrate de no pasar frio y si te resulta agradable cubre los ojos con un saquito o una tela agradable.

● Beneficios

Con esta postura se reducen los niveles de estrés, la mente se aquieta. El corazón y los pulmones se tonifican. Proporciona alivio para las varices y las piernas hinchadas.

EL EMBARAZO, PARTO Y EL POSTPARTO

EL EMBARAZO

Si la mujer embarazada no ha practicado yoga con anterioridad es mejor empezar la práctica después de la semana 12. Una práctica moderada es beneficiosa, porque nos mantiene ágiles y fuertes, previene los dolores de espalda y la recuperación después del parto suele ser más rápida. En general, es una buena indicación escuchar al propio cuerpo. Si a la mujer le apetece, le sienta bien y lo disfruta, entonces será beneficioso. De todas formas, si estás embarazada es importante que hables con tu matrona o ginecólogo sobre el ejercicio físico que realizas.

Uno de los muchos beneficios de practicar yoga, tanto durante el embarazo como habitualmente, es conectar más con la intuición. Con el embarazo y la maternidad esa intuición se intensifica. Es bastante frecuente que las mujeres sepamos antes de que un médico nos lo confirme que estamos embarazadas. Son una serie de sensaciones que nos alertan de que «algo ha cambiado».

A medida que el embarazo avanza la conciencia cambia y se inclina más hacia el «sentir» que hacia el «pensar». La mujer embarazada será

La exhalación es como nuestra mejor amiga: siempre está disponible para ayudarnos a soltar tensiones.

menos racional y estará más centrada en su cuerpo, su bebé y las sensaciones que va teniendo.

Si la mujer embarazada no ha practicado yoga con anterioridad es mejor empezar la práctica después de la semana 12. Una práctica moderada es beneficiosa, porque nos mantiene ágiles y fuertes, previene los dolores de espalda y la recuperación después del parto suele ser más rápida. En general, es una buena indicación escuchar al propio cuerpo. Si a la mujer le apetece, le sienta bien y lo disfruta, entonces será beneficioso. De todas formas si estás embarazada es importante que hables con tu matrona o ginecólogo sobre el ejercicio físico que realizas.

La práctica del yoga ayuda a crear espacio en nuestro cuerpo. Durante el embarazo practicar yoga, previa adaptación de las posturas para este periodo, no solo crea ese espacio físico, sino también el espacio mental necesario para conectar con las transformaciones internas que tienen lugar en nuestro organismo.

Físicamente, la práctica del yoga durante la gestación prepara el cuerpo para manejar ese peso adicional que iremos cogiendo y ayuda a mantenerlo ágil, además de aliviar las molestias relacionadas con la espalda, con el aparato digestivo y los dolores de cabeza. Conectar con la respiración puede ser un gran apoyo durante el embarazo, facilitando una mayor consciencia de todo el proceso y de la presencia del bebé, y más adelante, durante el parto, porque contribuye a disminuir los niveles de ansiedad y favorece un estado de mayor serenidad.

Desde el punto de vista emocional, el yoga contribuye a hacer «una limpieza» interna, soltando emociones negativas como el miedo, la ansiedad y la rabia. Y, al hacerlo, ayudamos también a soltar las tensiones musculares. Permitir que afloren esas emociones profundas nos conecta con nuestra intuición y nuestra fuerza interior.

Hay partes de nuestro cuerpo a las que deberemos prestar mucha atención con la práctica del yoga durante el embarazo: la garganta y el vientre. Una garganta tensa suele reflejar tensión generalizada, mientras que un vientre rígido implica, habitualmente, una respiración forzada. Una herramienta muy sencilla y al alcance de todas es enfocar la atención en la exhalación: exhalar por la boca, con sonido y suspirar nos permitirá soltar las tensiones acumuladas.

La exhalación es como nuestra mejor amiga: siempre está disponible para ayudarnos a soltar tensiones.

EL PRIMER TRIMESTRE DE EMBARAZO

El primer trimestre de embarazo es realmente increíble: nuestro organismo trabaja incansablemente para gestar un bebé y en las primeras 12 semanas se forman todos los órganos, desde el corazón hasta los pies.

No es de extrañar que algunas mujeres nos sintamos muy cansadas durante este primer trimestre, con ganas de quedarnos dormidas por todas las esquinas. Los cambios hormonales que acompañan este período también contribuyen a la sensación de cansancio. Puede que, desde la cabeza, enviemos un mensaje de exigencia de actividad, ejercicio y práctica del yoga y que nuestro cuerpo no lo reciba y nos pida justo lo contrario, es decir, mucho más descanso. Descanso externo, porque internamente el cuerpo está trabajando sin parar para formar al bebé.

También es posible que tengamos que ir con más frecuencia al baño a orinar, porque las hormonas del embarazo hacen aumentar los fluidos en el cuerpo. Además, al crecer, el útero ejerce presión sobre la vejiga produciendo aún más ganas de ir al baño.

Muchas de nosotras sentimos náuseas durante este primer trimestre del embarazo y en algunos casos, estas náuseas pueden incluso llevar a vómitos. No está del todo claro el origen de estas náuseas, pero se

Lo que más os va a ayudar, ya sea para las náuseas, el malestar o el cansancio es escuchar vuestro cuerpo y hacerle caso cuando os pida descanso.

sabe que los cambios hormonales del principio del embarazo contribuyen a ello. Las náuseas no son perjudiciales para el bebé y en la mayoría de los casos desaparecen después del primer trimestre.

¿Hay algo que podamos hacer para aliviar las náuseas?

El jengibre puede ayudar y se puede tomar en muchas formas; desde una infusión rallando parte de su raíz hasta productos a base de jengibre que se pueden encontrar en herbolarios y farmacias.

Comer más a menudo durante el día y en pocas cantidades ayuda a evitar la sensación de 'estómago vacío', asociada al malestar de las náuseas y facilita la estabilidad de los niveles de azúcar en la sangre. Comer algo justo antes de levantarse de la cama por la mañana también puede ser útil.

Lo que más os va a ayudar, ya sea para las náuseas, el malestar o el cansancio es escuchar vuestro cuerpo y hacerle caso cuando os pida descanso.

YOGA DURANTE EL PRIMER TRIMESTRE · · · · · · · · · · · ·

El primer trimestre de embarazo es una fase muy delicada, ya que se produce la implantación del feto. Quizá a muchas mujeres no les apetezca hacer yoga en absoluto o se inclinen solo por posturas más suaves y pasivas. Otras preferirán seguir practicando como lo hacían habitualmente.

Una vez más, lo más importante es escuchar y conectar con el propio cuerpo y dejarse guiar por la intuición.

Durante todo el embarazo es importante ser consciente de nuestra postura; de esta forma el cuerpo se adaptará mejor a los cambios de peso y también se favorecerá la respiración.

Es importante evitar extensiones que estiren mucho el vientre y torsiones que compriman en exceso la zona pélvico-abdominal e inversiones. Una indicación general a seguir es disminuir la intensidad de la práctica.

SUKHASANA

Siéntate encima de un soporte (mantas o cojín) con las piernas cruzadas y toma consciencia de cómo repartes el peso entre lado derecho y lado izquierdo, entre la parte frontal y la parte posterior. Alarga la punta de la cabeza hacia el techo y relaja el rostro. Conecta con tu respiración sin querer cambiarla, solamente observándola. Apoya el dorso de las manos en los muslos. Conecta con tu respiración y observa especialmente la exhalación, dejando que esta salga

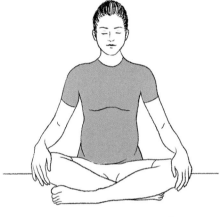

por la boca y observando la exhalación desde que empieza hasta que termine. Puedes mantener aquí o flexionarte ligeramente desde las caderas hacia delante y apoya la frente en un soporte (por ejemplo, una silla con una manta). Mantén el tiempo que estés cómoda.

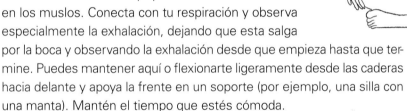

Sukhasana

● Ajustes

En caso de que te molesten las rodillas también coloca unos bloques debajo de ellas.

● Beneficios

Con esta postura se reduce la rigidez en la cadera, y la columna se estira. Además, esta postura nos permite conectar con los cambios internos que ocurren durante el embarazo.

CUADRUPEDIA

Colócate en cuadrupedia, separa las manos a la anchura de los hombros y las rodillas a la anchura de las caderas. Busca una postura neutral para la columna con la cabeza en línea con ella.

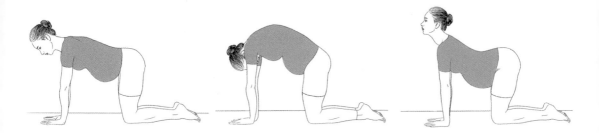

Cuadrupedia

Lleva la atención a la pelvis y con la exhalación empieza a redondear la columna desde la pelvis: cuando empieza la exhalación, recoge el bebé hacia la espalda, recoge el suelo pélvico, la columna seguirá el movimiento de la pelvis y se irá redondeando. Por último, la barbilla se acercará hacia el pecho. Con la inspiración haz el movimiento contrario, siempre empezando desde la pelvis: el vientre, con el bebé dentro, se estira suavemente, el suelo pélvico se estira y toda la columna se irá arqueando, abriendo y estirando toda la parte frontal del cuerpo.

Repite este movimiento, coordinando con la respiración varias veces con la idea de hidratar internamente la columna, las articulaciones y los órganos.

● Ajustes

Lleva la acción a los empeines, y busca con ellos el suelo. Separa los dedos de las manos y siente la palma de la mano activa en el suelo. Cuando abras el pecho, no tires del cuello. La cabeza sigue el movimiento de la columna, pero no inicia el movimiento; este se inicia siempre en la pelvis.

● Beneficios

Se moviliza toda la columna, se crea espacio entre las vértebras. Las caderas y los hombros se lubrican y los órganos se tonifican.

Esta postura la puedes hacer en cualquier momento, incluso de forma aislada cuando no tienes tiempo de hacer algo más. Recuerda que es mejor hacer 5 minutos de forma consciente, con toda la atención centrada en lo que haces, que no hacer nada.

CUADRUPEDIA: apertura lateral

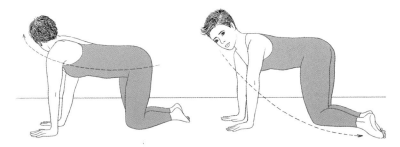

Colócate en cuadrupedia, con la columna neutral y conecta con tu respiración. Con la exhalación, lleva los pies hacia tu izquierda, mira encima del hombro izquierdo y reclínate ligeramente hacia el costado derecho para formar una C y darle más apertura a ese costado. También lleva ligeramente las nalgas hacia atrás. Sigue moviéndote, coordinando el movimiento con la respiración de la siguiente forma: con la inspiración vuelve a cuadrupedia y con la siguiente exhalación lleva los pies hacia tu derecha, mirando por encima del hombro derecho, llevando las nalgas ligeramente hacia atrás. Sigue alternando lado derecho con lado izquierdo coordinando con tu respiración.

Asimismo, puedes quedarte varias respiraciones en un lado, después de moverte. Intenta escuchar a tu cuerpo cuando te pide movimiento y cuando te pide quietud. También en la aparente quietud siempre hay un movimiento interno sutil.

● Ajustes

Procura que la cabeza siga en línea con la columna y no dejes que los hombros se hundan. Mantén las manos activas hacia el suelo.

● Beneficios

Se va estirando la musculatura intercostal, y se moviliza la columna, aliviando tensiones en la espalda. Coordinar el movimiento con la respiración estimula la circulación sanguínea y linfática, lo cual favorece la eliminación de toxinas y la absorción de oxígeno de las células.

Ciclos / Transiciones

ADHO MUKHA VIRASANA

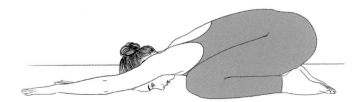

Adho Mukha
Virasana

Colócate en cuadrupedia. Junta los dedos gordos de los pies, separa ligeramente las rodillas y con una exhalación lleva las nalgas hacia los talones. Apoya la frente en el suelo o en un soporte. Observa el movimiento de la respiración en la espalda. Quédate varias respiraciones así observando cómo se abre la parte posterior del cuerpo.

El embrión también lo puedes integrar en una pequeña secuencia coordinando el movimiento con la respiración: desde cuadrupedia, lleva con la exhalación las nalgas hacia atrás, entrando en el embrión, y con la inspiración vuelve a cuadrupedia haciendo una ligera extensión de columna, abriendo la parte frontal del tronco. Repite varias veces.

Resulta muy reconfortante practicarla con un soporte, apoyando la parte frontal del cuerpo en él. Es especialmente cómoda durante el embarazo, cuando tenemos molestias de regla o estamos más tensas. El soporte puede tener más o menos inclinación. Si te lo pide el cuerpo, puedes descansar en el embrión entre postura y postura.

● Ajustes

Si la cabeza no llega al suelo, no tires del cuello, es mejor colocar un soporte (bloque, manta, etc.) debajo de la frente. Cuando mantienes la postura, puedes dejar los brazos por delante o al lado del tronco, según te resulte más cómodo.

● Beneficios

Esta postura alivia tensión en la espalda y crea calma en la mente. Cuando se practica en movimiento, también ayuda a lubricar las articulaciones y a crear un estado meditativo.

TADASANA

Colócate en la esterilla con los pies separados a la anchura de las caderas, los pies paralelos y los brazos a lo largo del tronco. Toma unos instantes para sentir cómo se reparte el peso entre los pies, lado derecho
y lado izquierdo, parte frontal y parte posterior. Lleva la atención hacia
los pies, cómo apoyan en el suelo y trata de abrirlos. Los muslos están
ligeramente activos. Los brazos están estirados a lo largo del tronco con
los dedos apuntando hacia el suelo.

Alarga la columna, no dejes que el peso del bebé arrastre la columna
hacia delante, busca un abrazo interno del bebé hacia la columna, respetando tus curvaturas naturales, recuerda que cuando la pelvis está en su
posición neutral el pubis apunta ligeramente hacia el suelo y las lumbares se arquean suavemente. Coloca la cabeza en línea con la columna.

Desde una visión lateral quedarán en una misma línea los tobillos, las
rodillas, las caderas, los hombros y las orejas.

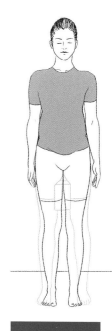

Tadasana

● Ajustes

Activa ligeramente los muslos. Para sentir esa activación puedes colocar un bloque entre los muslos y abrazar con los muslos el bloque. Ten
cuidado de no bloquear las rodillas, no las empujes hacia atrás.

● Beneficios

Tadasana es de gran ayuda para darnos cuenta de nuestra postura habitual
y mejorarla y también para darnos cuenta de cómo, a medida que avanza
el embarazo, nuestro eje va cambiando. Cuando estamos de pie respetando nuestras curvas naturales los órganos abdominales se colocan de
forma natural uno encima del otro. Cuando la columna no está con sus
curvaturas neutrales hay más presión sobre los órganos, sobre el suelo
pélvico y el equilibrio entre los diferentes músculos se descompensa.

TADASANA con estiramientos laterales

Colócate en Tadasana, conecta con tu respiración y toma un instante
para observar las sensaciones que surgen. Con una inspiración eleva el

Ciclos / Transiciones

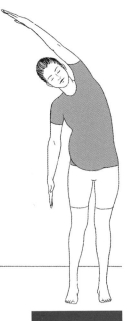

brazo izquierdo hacia el techo con la palma de la mano mirando hacia dentro y los dedos estirados. Mantén el brazo derecho extendido paralelo al cuerpo, con la palma de la mano mirando hacia ti y los dedos de la mano estirados hacia el suelo.

Con una exhalación, inclínate ligeramente hacia la derecha. Trata de seguir alejando suavemente una mano de la otra. Siente tu planta del pie izquierdo activa en el suelo, ya que contribuirá a crear más espacio en el costado izquierdo. Mantén unas 4 respiraciones. Cambia de lado.

● Ajustes

Mantén la cabeza en línea con la columna, no dejes que caiga hacia un lado ni que se desplace hacia delante.

● Beneficios

Tadasana con estiramientos laterales

Se estira la musculatura intercostal, dando más espacio a los pulmones para expandirse. Contribuye a mejorar la postura en general, abriendo espacio entre las vértebras lateralmente.

PARSVOTTANASANA con silla

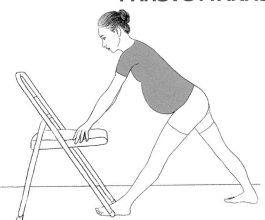

Para esta postura coloca una silla al frente de la esterilla y gírate hacia el asiento.

Colócate en Tadasana, conecta con tu respiración y observa cómo estás. Coloca las manos en las caderas. Lleva el pie izquierdo hacia atrás con un paso largo y apoya el talón en el suelo. Comprueba que los pies estén colocados cada uno en su «carril» y que las caderas miren hacia delante. Conecta con tu respiración, y con una exhalación baja el tronco con la columna larga, y coloca las yemas de los dedos en los bloques o en la silla, ejerciendo una suave presión con las manos. Alarga la columna hacia delante y hacia arriba. Si estás cómoda, puedes colocar las manos en el

Parsvottanasana con silla

respaldo y llevar el tronco paralelo al suelo. La cabeza quedará en línea con la columna y las orejas al lado de los brazos. Ten cuidado de no dejarla caer. Para salir, coloca primero las manos en el asiento, llévate de un paso el pie posterior hacia delante, observa cómo estás y después cambia de lado.

● Ajustes

Mantén la cabeza en línea con la columna: no dejes que la cabeza caiga ni que se incorpore. Si te molesta detrás de la rodilla frontal o si notas que la columna se redondea, flexiona la rodilla frontal.

● Beneficios

Estira la musculatura posterior de la pierna, la columna y el tronco y mejora el funcionamiento de los órganos al crear espacio para los órganos y para el bebé. Contribuye a aliviar la tensión nerviosa.

BADDHA KONASANA contra una pared

Siéntate con algo de altura contra la pared y recoge el interior de las dos rodillas, junta las plantas de los pies. Coloca unos bloques o unas mantas debajo de las rodillas. Conecta con la respiración. Puedes colocar las manos cómodamente encima de los muslos con las palmas de las manos giradas hacia arriba.

● Ajustes

Si te molestan los cantos de los pies en el suelo coloca una manta debajo. Trata de mantener los pulgares en contacto.

● Beneficios

Con esta postura se reduce la rigidez en las caderas, aliviando tensiones en la zona de la pelvis. Hay un mayor aporte sanguí-

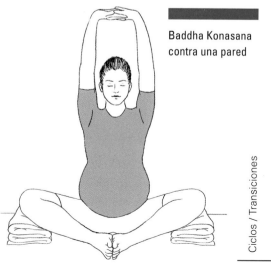

Baddha Konasana
contra una pared

Ciclos / Transiciones

neo a los órganos de la pelvis y estos se tonifican. La cara interna de las piernas se estira, el suelo pélvico se tonifica. Tiene un efecto calmante sobre el sistema nervioso.

SUPTA BADDHA KONASANA

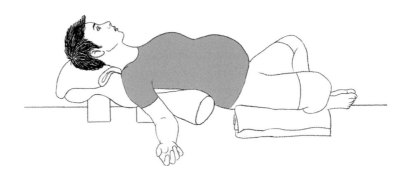

Supta Baddha
Konasana

Para esta postura necesitas bastante material, ¡pero merece la pena! Necesitarás un cojín alargado o una manta doblada a lo largo. Unos bloques, y dos mantas o cojines.

Coloca un bloque en su altura más baja en la esterilla y detrás de ese bloque otro en la altura intermedia. La idea es crear una inclinación para poder apoyar el cojín alargado o las mantas dobladas. Puede que estés cómoda sin colocar los bloques por debajo, apoyando el cojín directamente en el suelo. Es cuestión de probar y escoger la opción que mejor funcione para ti.

Una vez colocado el soporte central coloca una manta a cada lado de la esterilla. Siéntate delante del cojín, junta las plantas de los pies y coloca las mantas dobladas debajo de las rodillas.

Túmbate hacia atrás con la espalda encima del cojín. Puedes colocar una manta debajo de la cabeza si te resulta más cómodo. Con las manos desliza las nalgas ligeramente hacia los pies.

Conecta con la respiración y quédate aquí el tiempo que estés cómoda. No tienes que hacer nada, ni tampoco empujar las rodillas hacia suelo. Es una postura de mucha apertura en la pelvis y en el pecho, deja que esta apertura ocurra progresivamente sin oponer resistencia.

● Ajustes

Si te molestan las lumbares, prueba a tumbarte con menos altura y/o a subir la altura debajo de las rodillas. El sacro puede tocar el cojín o quedarse separado del cojín unos centímetros. Si notas que los hombros no están totalmente relajados, prueba a colocar altura debajo de las manos (bloques o mantas).

● Beneficios

Esta postura es muy beneficiosa a lo largo de todo el embarazo, alivia la presión en la zona pélvica, alivia tensión en el abdomen y el pecho se abre reduciendo tensión en el diafragma y tiene un efecto calmante sobre el sistema nervioso.

SAVASANA

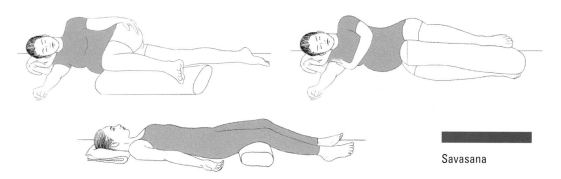

Savasana

Es posible que a veces pensemos que no tenemos tiempo o que no sea tan importante practicar Savasana. Pero no es así, es una postura muy importante. Cuando pensamos que no tenemos tiempo para practicarla, más necesitamos practicarla… Especialmente durante el embarazo.

Túmbate boca arriba en la esterilla. Si no estás cómoda tumbada boca arriba, puedes tumbarte de lado colocando un soporte debajo de la cabeza, un cojín o varias mantas entre tobillos y rodillas. Incluso puedes tumbarte semiboca abajo con un cojín o varias mantas en el suelo para apoyar la pierna superior.

Ciclos / Transiciones

Asegúrate de no pasar frío. Conecta con la respiración y suelta el peso de todo el cuerpo hacia el suelo. Relaja la mandíbula y los ojos. Deja que las piernas se suelten. Relaja los brazos y permite que los dedos de las manos se redondeen. Nota la piel de la cara y relájala. Observa cómo el proceso sigue y siempre hay algo más que se puede soltar.

Déjate envolver por la respiración igual que el bebé que estás gestando está envuelto en tu respiración.

Quédate por lo menos unos 10-15 minutos o incluso más.

● Ajustes

Si estás tumbada boca arriba puedes colocar un soporte debajo de las rodillas y un soporte debajo de la cabeza si te resulta más cómodo, o puedes incluso colocar las piernas en una silla. Asegúrate de estar realmente cómoda.

● Beneficios

Savasana es muy importante y te recomiendo no saltártela al final de la práctica. La postura permite que el cuerpo y la mente asimilen la práctica realizada, que descanses y te regeneres. Tiene un efecto profundo en el sistema nervioso, pues crea equilibrio interno y regula la respiración. Además, te permite conectar con las transformaciones que están ocurriendo en tu interior y con tu bebé. La puedes practicar aisladamente en cualquier momento.

EL SEGUNDO TRIMESTRE

El bebé va creciendo y el vientre y la ropa empiezan a apretar. A partir de la semana 12 muy probablemente las náuseas y el cansancio hayan disminuido y te sientas llena de energía, aunque eso puede variar de mujer a mujer. Sigue siendo muy importante alimentarse e hidratarse bien: una botella de agua siempre a mano y un tentempié saludable nos ayudarán a ello.

También nos ayudará ser amables con nosotras mismas cuando no nos sintamos radiantes y bien, aunque estemos encantadas con el embarazo. Es importante darnos el espacio para sentir lo que surge en cada momento.

Poco a poco empezarás a apreciar los movimientos de tu bebé. Muchas mujeres describen los primeros movimientos como un aleteo de mariposas y progresivamente se apreciarán las pataditas. A medida que el bebé va creciendo aparecerán sensaciones nuevas y a lo mejor alguna molestia. No solo crece el bebé y el vientre, aumenta el volumen de todo el cuerpo. Esto también varía de mujer a mujer, ya que algunas tenemos más facilidad para retener líquidos que otras. Debido a la fuerza de la gravedad los líquidos se suelen acumular en los pies y en los tobillos y lo habitual es que esos edemas vayan aumentando, a medida que avanza el embarazo. La práctica de yoga ayuda a movilizar estos fluidos dentro del cuerpo.

Al crecer, el bebé va desplazando los órganos abdominales hacia los lados y hacia arriba. Como consecuencia el músculo principal de la respiración, el diafragma, que separa la cavidad torácica de la cavidad abdominal, va a tener cada vez menos libertad de movimientos y eso puede dar lugar a la aparición de la sensación de falta de aire. Junto a ella, puede aparecer tensión muscular que se puede acentuar a medida que pasa el día.

¿Qué podemos hacer? Estirar, mejorar la postura y darle espacio a los órganos y al bebé seguro que nos ayudará. Las molestias pueden aparecer también en la pelvis: desde molestias generalizadas en las caderas, tirones, incomodidad en las ingles, dolor en el pubis, ciática… A veces son sensaciones leves y a veces pueden molestar más, e incluso afectar nuestro estado de ánimo y humor.

Las hormonas, la relaxina y la progesterona principalmente, siguen presentes y son responsables de que la musculatura del aparato digestivo se relaje y que las digestiones sean más lentas y aparezcan más gases y ardores de estómago, al relajarse el trayecto entre esófago y estómago. Ayuda mucho en esto comer más veces al día pero menos cantidad, así como practicar yoga, porque facilita encontrar de forma natural una postura más erguida durante la comida.

Las hormonas también son las responsables de los despistes, tan comunes durante el embarazo: olvidamos cosas que a lo mejor tenemos entre manos, por ejemplo, y en general estamos más distraídas. Podemos considerarlo una preparación para centrar la atención en el bebé y cambiar el orden de nuestras prioridades, cosa que ¡sin duda va a ocurrir!

En el segundo trimestre empiezan a aparecer las contracciones de Braxton Hicks. En la mayoría de los casos son contracciones indoloras —aunque para algunas mujeres pueden ser molestas—, aparecen de forma imprevisible, son infrecuentes y no suelen durar más de un minuto. Con estas contracciones el útero va preparándose para el día del parto, son una especie de contracciones de ensayo.

YOGA EN EL SEGUNDO TRIMESTRE · · · · · · · · · · · · · · · ·

Por lo general, las mujeres tienen más energía y se pueden incorporar asanas más elaboradas, evitando siempre las extensiones tumbadas boca abajo, las inversiones y disminuyendo la intensidad de las posturas, en general. Sigue siendo muy importante escuchar al propio cuerpo y no forzar. Como hemos visto, pueden aparecer diferentes molestias y una práctica regular puede ser de gran ayuda para aliviarlas y mantener el cuerpo ágil y fuerte.

Posturas indicadas para el segundo trimestre

SUKHASANA

Siéntate encima de un soporte (mantas o cojín) con las piernas cruzadas y toma consciencia de cómo repartes el peso entre lado derecho y lado izquierdo, entre la parte frontal y la parte posterior. Alarga la punta de la cabeza hacia el techo y relaja el rostro. Conecta con tu respiración sin querer cambiarla, sino solo observándola. Apoya el dorso de las manos en los muslos. Conecta con tu respiración y observa especialmente la exhalación, dejando que esta salga por la boca y observa la exhalación desde que empiece hasta que termine. Puedes mantener aquí o flexionarte ligeramente desde las caderas hacia delante y apoya la frente en un soporte (por ejemplo, una silla con una manta). Mantén el tiempo que estés cómoda.

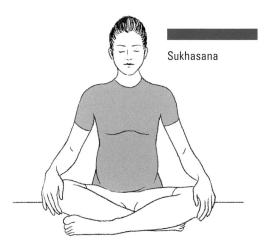

Sukhasana

● Ajustes

En caso de que te molesten las rodillas puedes colocar unos bloques debajo de ellas.

● Beneficios

Con esta postura se reduce rigidez en la cadera y la columna se estira. Además, esta postura nos permite conectar con los cambios internos que ocurren durante el embarazo.

CUADRUPEDIA

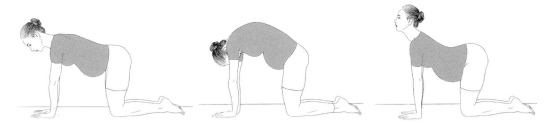

Colócate en cuadrupedia, separa las manos a la anchura de los hombros, las rodillas a la anchura de las caderas. Busca una postura neutral para la columna con la cabeza en línea o alineada con ella.

Cuadrupedia

Lleva la atención a la pelvis y con la exhalación empieza a redondear la columna desde la pelvis: cuando empieza la exhalación, recoge el bebé hacia la espalda, recoge el suelo pélvico, la columna seguirá el movimiento de la pelvis y se irá redondeando. Por último, la barbilla se acercará hacia el pecho. Con la inspiración haz el movimiento contrario, siempre empezando desde la pelvis: el vientre con bebé se estira, el suelo pélvico se estira y toda la columna se irá arqueando, abriendo y estirando toda la parte frontal del cuerpo.

Repite este movimiento coordinando con la respiración varias veces con la idea de hidratar internamente la columna, las articulaciones y los órganos.

● Ajustes

Lleva la acción a los empeines, y busca con ellos el suelo. Separa los dedos de las manos y siente la palma de la mano activa en el suelo. Cuando abres el pecho, no tires del cuello. La cabeza sigue el movimiento de la columna, pero no inicia el movimiento. El movimiento se inicia siempre en la pelvis. Trata de disfrutar del movimiento sin forzarlo.

● Beneficios

Se moviliza toda la columna, se crea espacio entre las vértebras. Las caderas y los hombros se lubrican y los órganos se tonifican.

Esta postura la puedes hacer en cualquier momento, incluso de forma aislada cuando no tienes tiempo de hacer algo más.

CUADRUPEDIA: apertura lateral

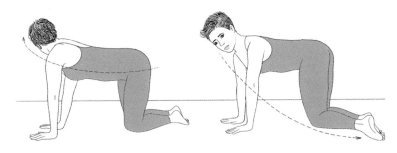

Cuadrupedia:
apertura lateral

Colócate en cuadrupedia, con la columna neutral y conecta con tu respiración. Con la exhalación, lleva los pies hacia tu izquierda, mira encima del hombro izquierdo y reclínate ligeramente hacia el costado derecho para formar una C y darle más apertura a ese costado. Quédate varias respiraciones y observa cómo con cada inspiración se expande el costado y con cada exhalación se condensa. A continuación, cambia de lado.

Otra opción es cambiar de lado, coordinando el movimiento con la respiración de la siguiente forma: con la inspiración vuelve a cuadrupedia y con la siguiente exhalación lleva los pies hacia tu derecha, mirando encima del hombro derecho, llevando las nalgas ligeramente hacia atrás. Sigue alternando lado derecho con lado izquierdo coordinado con tu respiración.

● Ajustes

Procura que la cabeza siga en línea con la columna y no dejes que los hombros se hundan. Mantén las manos activas hacia el suelo.

● Beneficios

Se va estirando la musculatura intercostal y se moviliza la columna, aliviando tensiones en la espalda.

ADHO MUKHA VIRASANA

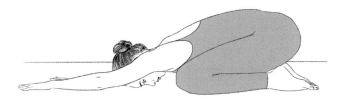

Adho Mukha
Virasana

Colócate en cuadrupedia. Junta los dedos gordos de los pies, separa ligeramente las rodillas y con una exhalación lleva las nalgas hacia los talones. Apoya la frente en el suelo o en un soporte. Observa el movimiento de la respiración en la espalda. Quédate varias respiraciones así observando como se abre la parte posterior del cuerpo.

Puede ser muy reconfortante practicarla con un soporte, apoyando la parte frontal del cuero en él. El soporte puede tener más o menos inclinación. Puede resultar especialmente cómoda durante el embarazo o cuando tenemos molestias de regla o estamos más tensas.

Ciclos / Transiciones

● Ajustes

Si la cabeza no llega al suelo, no tires del cuello, es mejor colocar un soporte (bloque, manta, etc.) debajo de la frente. Cuando mantienes la postura, puedes dejar los brazos por delante o al lado del tronco, según te resulte más cómodo.

● Beneficios

Esta postura alivia tensión en la espalda y crea calma en la mente.

ZANCADA BAJA

Desde cuadrupedia coloca los bloques debajo de las manos y llévate el pie derecho entre los bloques. Procura que la rodilla derecha quede encima del talón. Conecta con la respiración. Con la exhalación mueve la pelvis hacia atrás, estirando ligeramente la pierna derecha, levantando los dedos del pie del suelo; al mismo tiempo el tronco y la cabeza bajan ligeramente; con la inspiración vuelve a colocar toda la planta del pie derecho en el suelo y vuelve a la posición inicial. Repite varias veces con la idea de ir lubricando todas las articulaciones. Después de unas 4 repeticiones quédate con la rodilla derecha flexionada, conecta con la respiración y con el soporte interno que te proporciona. Toma aquí unas 3-4 respiraciones, y notarás cómo se mueven con más libertad las costillas inferiores.

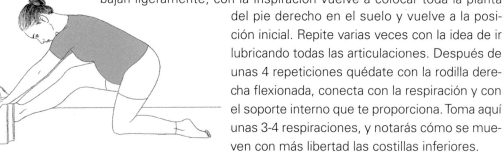

Zancada baja

● Ajustes

Mantén pies y empeines activos hacia el suelo. Trata de que la cara se mantenga relajada y puedas mantener en cada momento la conexión con la respiración. Si te molesta la rodilla apoyada en el suelo, coloca una manta debajo. Si sientes presión en la ingle de la pierna frontal, puedes colocar el pie por fuera de los bloques.

● Beneficios

Con el movimiento lubricamos y flexibilizamos la cadera y los hombros. Se estiran los flexores de la cadera, movilizamos la columna y se crea más espacio para la caja torácica.

ADHO MUKHA SVANASANA

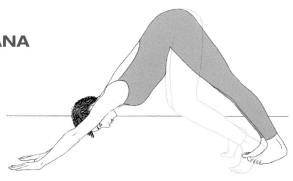

Desde cuadrupedia, con la inhalación, recoge los dedos de los pies hacia dentro. Con la exhalación, ayudándote del empuje de las manos en el suelo, lleva las nalgas hacia arriba y hacia atrás. Trata de estirar la columna, puedes flexionar una rodilla y estirar la otra,

Adho Mukha
Svanasana

pedaleando antes de quedarte en la postura o hacer cualquier movimiento que te pida el cuerpo. Mantén varias respiraciones recordando que es importante no agotarte. Con una exhalación apoya las rodillas en el suelo, lleva las nalgas hacia los talones y descansa en la postura del embrión.

Para un efecto más calmante puedes colocar un soporte debajo de la cabeza para apoyarla: puede ser un bloque o varios o unas mantas dobladas.

● Ajustes

No estires inmediatamente las rodillas: la prioridad en esta postura es estirar la columna, para ello puedes doblar ligeramente las rodillas. Asegúrate de que toda la palma de la mano apoye bien en el suelo. Mantén la cabeza en línea con la columna situándola al lado de las orejas.

● Beneficios

Se estira toda la columna, creando espacio entre las vértebras y en los costados. La pelvis y la columna se liberan de peso, la parte posterior de las piernas se estira y la mente se calma.

MEDIO PLANO INCLINADO

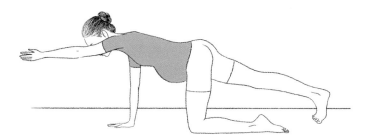

Medio plano
inclinado

Colócate en cuadrupedia y toma un momento para conectar con tu respiración y tu bebé. Estira la pierna derecha hacia atrás y coloca los dedos del pie en el suelo. Activa el muslo y busca con el talón derecho la pared de atrás, al mismo tiempo que la punta de la cabeza busca la pared de delante. Mantén el bebé abrazado a la columna. Puedes mantener aquí o puedes estirar el brazo opuesto hacia delante con la palma de la mano girada hacia dentro. Mantén unas 3-4 respiraciones y trata de que cada exhalación estire la columna y con la inspiración afloja ligeramente. Después, cambia de lado.

● Ajustes

No dejes que el peso del bebé arrastre la columna hacia el suelo, mantenlo abrazado a la columna. Presta atención para que la cabeza no caiga, ya que sigue la línea de la columna.

● Beneficios

Se fortalece la musculatura de la espalda y contribuye a mejorar el equilibrio.

TADASANA

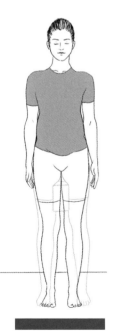

Tadasana

Colócate en la esterilla con los pies separados a la anchura de las caderas, los pies paralelos y los brazos a lo largo del tronco. Toma unos instantes para sentir cómo se reparte el peso entre los pies, lado derecho y lado izquierdo, parte frontal y parte posterior. Lleva la atención hacia los pies, cómo apoyan en el suelo y trata de abrirlos. Los muslos están ligeramente activos. Los brazos están a lo largo del tronco con los dedos apuntando hacia el suelo.

Alarga la columna, no dejes que el peso del bebé arrastre la columna hacia delante, busca un abrazo interno del bebé hacia la columna, respetando tus curvaturas naturales, recuerda que cuando la pelvis está en su posición neutral el pubis apunta ligeramente hacia el suelo y las lumbares se arquean suavemente. Coloca la cabeza en línea con la columna.

Desde una visión lateral quedarán en una misma línea los tobillos, las rodillas, las caderas, los hombros y las orejas.

● Ajustes

Activa ligeramente los muslos. Para sentir esa activación puedes colocar un bloque entre los muslos y abrazar con los muslos el bloque. Ten cuidado de no bloquear las rodillas, no las empujes hacia atrás.

● Beneficios

Tadasana es de gran ayuda para darnos cuenta de nuestra postura habitual y mejorarla y también para darnos cuenta de cómo a medida que avanza el embarazo nuestro eje va cambiando. Cuando estamos de pie respetando nuestras curvas naturales los órganos abdominales se colocan de forma natural uno encima del otro. Cuando la columna no está con sus curvaturas neutrales hay más presión sobre los órganos, sobre el suelo pélvico y el equilibrio entre los diferentes músculos se descompensa.

TADASANA con estiramientos laterales

Colócate en Tadasana, conecta con tu respiración y toma un instante para observar las sensaciones que surgen. Con una inspiración eleva el brazo izquierdo hacia el techo con la palma de la mano mirando hacia dentro y los dedos estirados. Mantén el brazo derecho extendido paralelo al cuerpo, con la palma de la mano mirando hacia ti y los dedos de la mano estirados hacia el suelo.

Con una exhalación inclínate ligeramente hacia la derecha. Trata de seguir alejando suavemente una mano de la otra. Siente tu planta del pie izquierdo activa en el suelo, ya que contribuirá a crear más espacio en el costado izquierdo, para los órganos y para tu bebé. Mantén una 4 respiraciones. Cambia de lado.

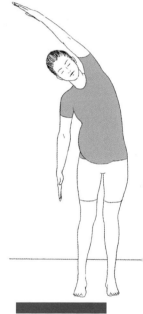

Tadasana con estiramientos laterales

● Ajustes

Mantén la cabeza en línea con la columna, no dejes que caiga hacia un lado ni que se desplace hacia delante.

● Beneficios

Se estira la musculatura intercostal, dando más espacio a los órganos y al bebe aliviando la sensación de falta de espacio. Contribuye a mejorar la postura en general abriendo espacio entre las vértebras lateralmente.

VIRABHADRASANA II

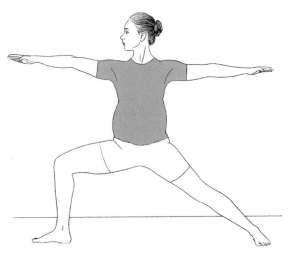

Virabhadrasana II

Colócate en Tadasana, conecta con tu respiración y con cómo estás, y lleva las manos a las caderas. Separa las piernas en una separación amplia, gira el pie izquierdo hacia dentro y el pie derecho hacia la derecha, dobla la rodilla derecha y coloca la rodilla en línea con el tobillo. Gira el muslo derecho hacia fuera y a continuación gira los hombros en línea con el borde largo de la esterilla.

Conecta con la respiración, estira los brazos en cruz. Alarga el cuello y gira la cabeza hacia la mano derecha y posa la mirada sobre el dedo corazón de la mano derecha. Quédate aquí unas 3 respiraciones y después cambia de lado.

● Ajustes

Comprueba que la rótula de la rodilla doblada esté en línea con los últimos dos dedos del mismo pie y, una vez en la postura, mantén la rodilla alineada con el tobillo, no dejes que venga hacia dentro. También en esta postura trata de que el bebé se abrace a la columna de tal forma que los costados se alarguen y el vientre —con bebé dentro— también.

Recuerda que es importante que no te agotes, de modo que, si mantener los brazos estirados te resulta demasiado intenso, puedes dejar las manos en las caderas.

● Beneficios

Se tonifican y fortalecen las piernas y sus articulaciones y se crea espacio en la pelvis, el abdomen, la caja torácica y la columna vertebral, y esto contribuye a mejorar la respiración. La mente se calma y al trabajar la fuerza esta postura favorece que se genere confianza.

UTTHITA PARSVAKONASANA

Colócate en Tadasana, conecta con tu respiración y con cómo estás y lleva las manos a las caderas. Separa las piernas en una separación amplia, gira el pie izquierdo hacia dentro y el pie derecho hacia la derecha, dobla la rodilla derecha y coloca la rodilla en línea con el tobillo. Gira el muslo derecho hacia fuera y a continuación gira los hombros en línea con el borde largo de la esterilla.

Con la exhalación alarga el costado derecho como si quisieras llegar a tocar con la mano derecha la pared que tienes a tu derecha. Coloca

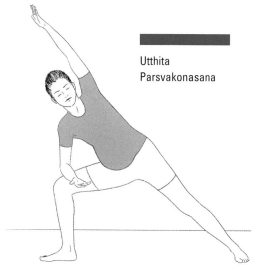

Utthita
Parsvakonasana

el antebrazo/codo del brazo derecho en el muslo y lleva la mano izquierda a la cadera izquierda. Si te resulta cómodo, puedes estirar el brazo izquierdo en línea con la oreja izquierda. Mantén unas 3 respiraciones. Para salir de la postura estira el brazo izquierdo hacia el techo y con una inspiración incorpora el tronco a la postura inicial, después cambia de lado.

● Ajustes

Comprueba que la rótula de la rodilla doblada esté en línea con los últimos dos dedos del mismo pie y, una vez en la postura, mantén la rodilla alineada con el tobillo, no dejes que venga hacia dentro. No te recuestes en el hombro del brazo apoyado en el muslo, el antebrazo en el muslo es únicamente una referencia. Mantén el bebé abrazado a la columna.

● Beneficios

Se fortalecen las piernas y flexibilizan sus articulaciones y la columna recibe un gran estiramiento, aliviando molestias lumbares. Los costados se estiran creando espacio para órganos y bebé.

UTTHITA TRIKONASANA con silla

Coloca una silla a tu derecha. Empieza en Tadasana, conecta con tu respiración y con cómo estás y lleva las manos a las caderas. Sepa-

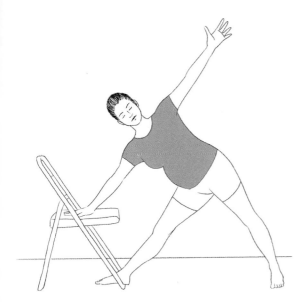

ra las piernas en una separación amplia, gira el pie izquierdo hacia dentro y el pie derecho hacia la derecha. Observa que los pies estén bien apoyados en el suelo, el peso repartido entre ambas piernas, el muslo derecho gira hacia fuera, alarga la columna y mantén el bebe abrazado a tu columna. Con la exhalación, desplaza la pelvis ligeramente hacia la izquierda. Extiende el brazo derecho paralelo al suelo, y al exhalar inclina el tronco desde la cadera hacia tu derecha, como si quisieras alcanzar con tu mano la pared que tienes a la derecha. A continuación, coloca la mano derecha en la silla.

Utthita Trikonasana con silla

Extiende el brazo izquierdo en línea con el brazo derecho o mantenlo en la cadera. Mantén unas 3 respiraciones.

Para salir de la postura, dobla la rodilla derecha y con una inspiración sube el tronco a la posición inicial. Cambia de lado.

● Ajustes

Si hay tensión en cuello y hombros, mantén la mano superior en la cadera en lugar de extender el brazo hacia el techo. La mirada puede ir al frente o hacia la silla en caso de tensión en el cuello. No hace falta estirar del todo la pierna frontal. Si hay tensión en la parte baja de la espalda dobla ligeramente esa rodilla. Acuérdate de mantener la boca y la garganta en calma.

● Beneficios

Se estira la musculatura posterior de la pierna. Se fortalece la espalda y mejora la postura en general. Crea espacio en los costados para tus órganos, tu bebé y para una respiración más amplia, contribuyendo a reducir los niveles de ansiedad. Tonifica los órganos y los estira, mejorando su funcionamiento y aliviando molestias en la zona abdominal. Fortalece las piernas y ayuda en caso de calambres.

ARDHA CHANDRASANA con pie en pared

Para esta postura necesitarás tener unos bloques o una silla preparados.

Colócate con la espalda contra la pared y después de un paso hacia delante, aproximadamente lo largo de tu pierna. Después, coloca la silla o los bloques por delante y coloca tus manos encima. Levanta la pierna derecha y coloca el pie derecho paralelo al suelo en la pared, de tal forma que los dedos de los pies estén apuntando hacia la derecha. A continuación coloca la mano derecha en la cadera y empieza a girar el tronco hacia la derecha.

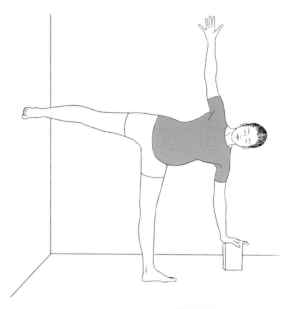

Ardha
Chandrasana
con pie en pared

La punta de la cabeza tira ligeramente hacia delante al mismo tiempo que el pie de la pared busca «entrar» en la pared. Si estás cómoda, puedes estirar el brazo derecho hacia el techo para crear más espacio en la caja torácica y el vientre. Recuerda siempre garganta y vientre en calma. Mantén unas 3 respiraciones. Para salir de la postura, coloca la mano derecha en el soporte y baja la pierna de la pared. Observa cómo estás y cambia de pierna.

● Ajustes

Para más estabilidad puedes practicar esta postura apoyada con la espalda contra la pared. Si te molestan las caderas, dobla ligeramente las piernas. Recuerda que no quieres agotarte, así que puedes dejar el brazo superior en la cadera.

● Beneficios

Esta postura es excelente para aliviar tensión en el vientre, aumentando la circulación en la zona de la pelvis y el abdomen. Además, favorece una mayor apertura en el pecho, ampliando la respiración, creando más espacio para órganos y bebé.

PARSVOTTANASANA con silla

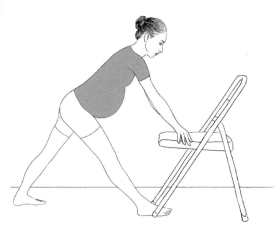

Parsvottanasana
con silla

Para esta postura coloca una silla al frente de la esterilla y gírate hacia el asiento.

Colócate en Tadasana, con los pies en línea con el asiento, conecta con tu respiración y observa cómo estás. Con las manos en las caderas lleva el pie izquierdo hacia atrás con un paso y apoya el talón en el suelo. Comprueba que los pies estén colocados cada uno en su «carril» y que las caderas miren hacia delante. Conecta con tu respiración y con una exhalación baja el tronco desde las caderas, con la columna larga, y coloca las yemas de los dedos en la silla, ejerciendo una suave presión con las manos. Si estás cómoda, puedes colocar las palmas de las manos en el respaldo y llevar el tronco paralelo al suelo. Alarga la columna hacia delante y hacia atrás. Mantén aquí unas 3-4 respiraciones. Para salir, coloca primero las manos en el asiento, llévate de un paso el pie posterior hacia delante, observa cómo estás y después cambia de lado.

● Ajustes

Mantén la cabeza en línea con la columna: no dejes que la cabeza caiga ni que se incorpore. Si te molesta detrás de la rodilla frontal o si notas que la columna se redondea, flexiona la rodilla frontal. Mantén el bebé abrazado a la columna para que no arrastre la columna hacia delante.

● Beneficios

Estira la musculatura posterior de la pierna. Mejora la postura en general, y contribuye a aliviar la tensión nerviosa. Los costados se alargan creando más espacio para los órganos y para el bebé.

PRASARITA PADOTTANASANA
fase I y fase II

Para esta postura necesitas tener unos bloques a mano. Colócate en Tadasana, conecta con tu respiración y con cómo estás y lleva las manos a las caderas. Separa las piernas en una separación amplia, gira los pies ligeramente hacia dentro, de forma que los dedos gordos se estén mirando y activa los pies y las piernas. Estira los costados y flexiónate hacia delante desde las caderas. Coloca las manos en los bloques. Estira los brazos y alarga la columna —la punta de la cabeza busca la pared de delante y las nalgas buscan la pared de atrás—. Mantén tu bebé abrazado a la columna de tal forma que vientre y columna se alarguen. Mantén aquí unas 3 respiraciones.

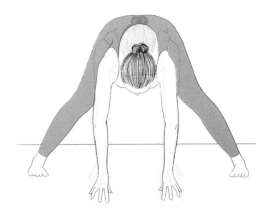

Prasarita
Padottanasana

● Ajustes

Activa los bordes externos de los pies. En lugar de colocar las manos en los bloques puedes colocarlas en una silla. Si notas tensión en las piernas o las caderas dobla las rodillas.

● Beneficios

Con esta postura mejora la circulación en la zona pélvica, se crea espacio en los costados, el vientre y en el tronco.

VRKSASANA, postura del árbol

Colócate en Tadasana y fija la vista en un punto delante tuyo sin tensar la cara. Pon las manos en las caderas. Siente la planta del pie izquierdo conectada con el suelo. Dobla la rodilla derecha y gira la pierna hacia fuera. Coloca el talón derecho en contacto con el tobillo izquierdo. Si te sientes suficientemente estable, puedes colocar la planta del pie derecho en la cara interna del gemelo izquierdo o en la cara interna del muslo izquierdo. Recuerda que cada día estamos de forma diferente, así que no siempre tienes que colocar el pie en la misma posición. Independientemente de donde hayas colocado el pie derecho busca un ligero empuje de la planta del pie derecho hacia la pierna izquierda y viceversa. Mantén el bebé abrazado a la columna. Extiende los brazos en cruz, gira las palmas de las manos hacia el techo y estira los brazos hacia el techo. Mantén unas 3-4 respiraciones y a continuación cambia de lado.

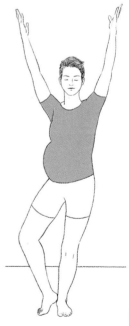

Vrksasana, postura
del árbol

● Ajustes

No te recuestes sobre la cadera de la pierna de soporte, alarga la cara interna de la pierna de soporte. Si te cuesta mantener el equilibrio, acércate a una pared y coloca la mano como referencia en la pared. Si notas tensión en los hombros, deja las manos en las caderas o estíralas en cruz.

● Beneficios

Esta postura fortalece los tobillos, las piernas y la musculatura del núcleo central. Durante el embarazo ayuda adaptarse al constante cambio de equilibrio, mejora la postura en general. Promueve la concentración.

JANU SIRSASANA

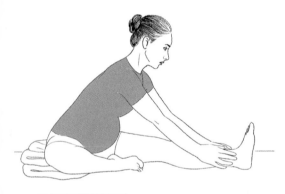

Janu Sirsasana

Siéntate encima de una manta doblada con la esquina asomando entre la piernas y estira las piernas hacia delante. Recoge la rodilla derecha y coloca el pie hacia la cara interna del muslo izquierdo, la rodilla derecha apuntará hacia fuera. Si la rodilla queda elevada del suelo o te molesta, coloca una manta o un cojín debajo. Si la rodilla sigue molestando, no hagas esta postura. La pierna izquierda se mantiene activa con los dedos del pie izquierdo apuntando hacia el techo. Gira la pelvis de tal forma que apunte hacia delante; para eso lleva la pierna estirada ligeramente hacia atrás. Desde la cadera flexiona el tronco hacia delante, coloca las manos al lado de la pierna izquierda, o a ambos lados de la espinilla. Mantén unas 3-4 respiraciones; para salir, vuelve a incorporar el tronco, recoge la rodilla doblada y estira la pierna. Cambia de lado.

● Ajustes

Si notas que se redondea la parte lumbar, coloca más altura debajo de las nalgas. No tires del cuello, la cabeza sigue la línea de la columna. De esta forma no habrá tensión en la garganta ni en el cuello. Si estás agitada o con dolores de cabeza puede ser muy beneficioso practicarla apoyando la cabeza en un soporte (por ejemplo, una silla).

● Beneficios

Esta postura tonifica los órganos, los costados se estiran generando más espacio para órganos y bebé. La mente se calma.

UPAVISTHA KONASANA

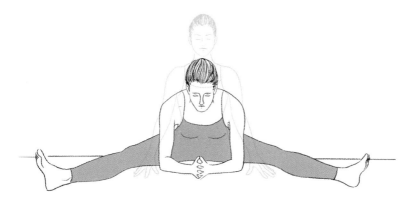

Dobla una manta y siéntate con las piernas en una separación amplia, con el pico de la manta entre las dos piernas. Coloca las manos a ambos lados de la cadera con la yemas de los dedos en el suelo, alarga la columna y conecta con la respiración. Mantén las piernas activas con los dedos de los pies apuntando hacia el techo. Si notas que la columna se mantiene larga, flexiónate hacia delante desde las caderas. Cada cuerpo es diferente; quizá algunas bajéis para apoyar los antebrazos en el suelo y otras os quedéis más en la vertical.

● Ajustes

Si la columna se redondea o si te molesta detrás de las rodilla, dóblalas. Puedes incluso colocar un soporte, bloques o mantas, debajo de las rodillas.

● Beneficios

Esta postura es muy beneficiosa: estimula la circulación en la zona pélvica y alivia molestias en la zona. Se puede practicar con un soporte debajo de la cabeza (silla) para un efecto más calmante.

Ciclos / Transiciones

BHARADVAJASANA con silla

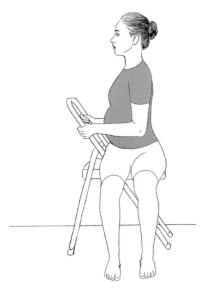

Coloca una silla en el centro de la esterilla. Siéntate con el respaldo a tu derecha, los pies paralelos separados mínimo a la anchura de las caderas. Coloca las manos en el respaldo, conecta con tu respiración. Alarga la columna, alarga el vientre, el bebé asciende y se mantiene abrazado a la columna. Con una exhalación lleva tu costado izquierdo hacia la derecha, los hombros también giran hacia el respaldo y si el cuello no molesta gira la cabeza hacia el hombro derecho. Los pies buscan el suelo y la cabeza el techo. Mantén unas 3-4 respiraciones y después cambia de lado.

● Ajustes

En las torsiones no es la cabeza la que empieza el giro, la cabeza sigue la columna. Si giras hacia la derecha, notarás que la rodilla izquierda se adelantará con respecto a la rodilla para poder mantener la integridad de la pelvis.

Bharadvajasana
con silla

● Beneficios

Se revitalizan órganos y columna, mejorando la postura y aliviando molestias de la espalda.

BADDHA KONASANA contra una pared (opcional brazos en Parvatasana)

Siéntate con algo de altura contra la pared y recoge el interior de las dos rodillas, junta las plantas de los pies. Coloca unos bloques o unas mantas debajo de las rodillas. Conecta con la respiración. Puedes colocar las manos cómodamente encima de los muslos con las palmas de las manos giradas hacia arriba o puedes entrelazar los dedos de la manos delante del tronco, y a continuación estirar los brazos hacia delante, girando las palmas de la manos hacia fuere y subir los brazos. Mantén aquí varias respiraciones observando cómo con la exhalación se estira la columna. Con una exhalación baja los brazos, cambia el cruce de los dedos de las manos y repite. Mantén unas 3 respiraciones con cada cruce.

● Ajustes

Si te molestan los cantos de los pies en el suelo, coloca una manta debajo. Cuando coloques las manos en Parvatasana, trata de mantener los pulgares en contacto.

● Beneficios

Con esta postura se reduce la rigidez en las caderas, aliviando la tensión abdominal que puede derivar de ello. Hay un mayor aporte sanguíneo a los órganos de la pelvis y estos se tonifican. La cara interna de las piernas se estira, el suelo pélvico se tonifica. Tiene un efecto calmante sobre el sistema nervioso. Cuando estiramos los brazos hacia arriba, creamos más espacio para los órganos y para el bebé.

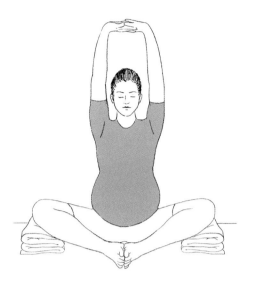

Baddha Konasana contra una pared (opcional brazos en Parvatasana)

SUPTA PADANGUSTHASANA I

Para esta postura necesitas un cinturón y estar cerca de una pared. Coloca el borde corto de la esterilla contra la pared. Túmbate boca arriba en la esterilla y estira las piernas de tal forma que las plantas de los pies están en contacto con la pared. A continuación pasa el cinturón por la base de los dedos del pie derecho y agarra con cada mano un lado del cinturón. Estira la pierna derecha hacia el techo. Los codos están ligeramente doblados, pero no apoyados en el suelo. La pierna izquierda se mantiene estirada hacia delante empujando la pared. Mantén en la postura unas 3 respiraciones y después cambia de lado.

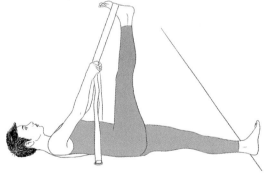

Supta Padangusthasana I

● Ajustes

Mantén las dos piernas activas, prestando atención a que los hombros no se tensen. No hace falta estirar del todo la pierna hacia el techo. No tires del cinturón. Aleja la cadera de la pierna estirada hacia el techo de las costillas inferiores. De esta forma se alargará el costado y se crea espacio en la parte baja de la espalda. Si estás incómoda tumbada boca arriba, no hagas esta postura.

● Beneficios

Con esta postura se alivian molestias en la parte baja de la espalda, creando espacio en la pelvis. También alivia molestias asociadas a la ciática. Reduce tensión en la parte posterior del muslo.

SUPTA PADANGUSTHASANA II

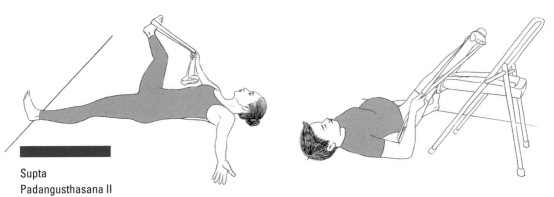

Supta
Padangusthasana II

Para esta postura necesitas un cinturón y estar cerca de una pared. Coloca el borde corto de la esterilla contra la pared. Túmbate boca arriba en la esterilla y estira las piernas de tal forma que las plantas de los pies estén en contacto con la pared. A continuación pasa el cinturón por la base de los dedos del pie derecho y agarra con cada mano un lado del cinturón. Estira la pierna derecha hacia el techo. Los codos están ligeramente doblados, pero no apoyados en el suelo. La pierna izquierda se mantiene estirada hacia delante empujando la pared. Coge el cinturón con la mano derecha y deja el brazo izquierdo al lado del tronco. Dobla ligeramente la rodilla derecha, gira el muslo hacia fuera y abre la pierna hacia la derecha, apoyando el codo derecho en el suelo. Mantén la pierna izquierda activa alargándola hacia delante. Quédate aquí 3-4 respiraciones. Para salir, dobla un poco más la pierna derecha y vuelve con ella a la vertical, después cambia de lado. También puedes practicar esta postura apoyando la pierna que abre hacia un lado en un soporte como por ejemplo una silla o unos cojines.

● Ajustes

No dejes que la cadera se vuelque hacia un lado, para evitarlo mantén la pierna estirada en el suelo activa. Asegúrate de que no se tensen los hombros ni el cuello. Si no estás cómoda tumbada boca arriba, no practiques esta postura.

● Beneficios

Esta postura es beneficiosa para los órganos reproductivos, ya que los tonifica y ayuda a aliviar la tensión abdominal además de tonificar el suelo pélvico.

SUPTA BADDHA KONASANA

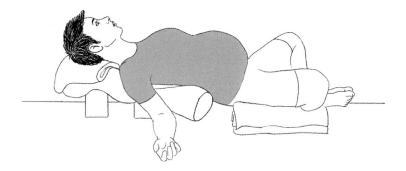

Supta Baddha Konasana

Necesitarás un cojín alargado o unas mantas dobladas a lo largo, unos bloques, y dos mantas o cojines.

Coloca un bloque en su altura más baja en la esterilla y detrás de ese bloque otro en la altura intermedia. La idea es crear una inclinación para poder apoyar el cojín alargado o las mantas dobladas. Puede que estés cómoda sin colocar los bloques por debajo, apoyando el cojín directamente en el suelo. Es cuestión de probar y escoger la opción que mejor funcione para ti.

Ciclos / Transiciones

Una vez colocado el soporte central, coloca una manta a cada lado de la esterilla. Siéntate delante del cojín, junta las plantas de los pies y coloca las mantas dobladas debajo de las rodillas.

Túmbate hacia atrás con la espalda encima del cojín. Puedes colocar una manta debajo de la cabeza si te resulta más cómodo. Con las manos desliza las nalgas ligeramente hacia los pies.

Conecta con la respiración y quédate aquí el tiempo que estés cómoda. No tienes que hacer nada, no tienes que empujar las rodillas hacia suelo. Es una postura de mucha apertura en la pelvis y en el pecho, deja que esta apertura ocurra progresivamente sin oponer resistencia.

● Ajustes

Si te molestan las lumbares, prueba a tumbarte con menos altura y/o a subir la altura debajo de las rodillas. El sacro puede tocar el cojín o quedarse separado del cojín unos centímetros. Si notas que los hombros no están del todo relajados, prueba a colocar altura debajo de las manos y muñecas (bloques o mantas).

● Beneficios

Esta postura es muy beneficiosa a lo largo de todo el embarazo, alivia la presión en la zona pélvica, alivia tensión en el abdomen y el pecho se abre reduciendo tensión en el diafragma y tiene un efecto calmante sobre el sistema nervioso.

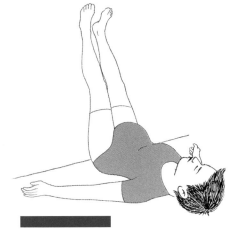

Piernas en pared

PIERNAS EN PARED

Para esta postura necesitas una pared. Es una postura muy sencilla con muchos beneficios. Para entrar en la postura siéntate con las nalgas cerca de la pared. Desde aquí vete girando la espalda hacia el suelo y eleva las piernas, apoyándolas en la pared. No hace falta que las nalgas estén apoyadas a la pared. Las piernas están estiradas pero relajadas. Quédate en esta postura el tiempo que quieras.

● Ajustes

Si las lumbares se acercan al suelo, aleja las nalgas de la pared. Si la cabeza va hacia atrás, coloca una manta doblada debajo de la cabeza. Si ya no estás cómoda tumbada boca arriba no hagas esta postura.

● Beneficios

Con esta postura se alivia el cansancio y el hinchazón de las piernas y los pies.

SAVASANA modificado

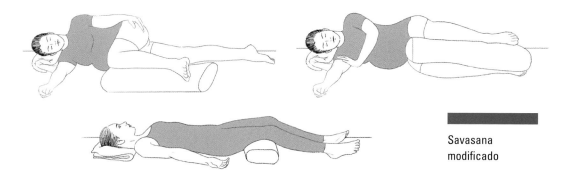

Savasana
modificado

Puede que a veces pensemos que no tenemos tiempo o que no sea tan importante practicar Savasana. Pero no es así, es una postura muy importante y más pensamos que no tenemos tiempo para practicarla más necesitamos practicarla… especialmente durante el embarazo.

Túmbate boca arriba en la esterilla. Si no estás cómoda tumbada boca arriba, puedes tumbarte de lado colocando un soporte debajo de la cabeza, un cojín o varias mantas entre tobillos y rodillas. Incluso puedes tumbarte semi boca abajo con un cojín o varias mantas en el suelo para apoyar la pierna superior.

Asegúrate de no pasar frío. Conecta con la respiración y suelta el peso de todo el cuerpo hacia el suelo. Relaja la mandíbula y los ojos. Deja que las piernas se suelten. Relaja los brazos y deja que los dedos de las manos se redondeen. Nota la piel de la cara y relájala. Observa cómo el proceso sigue y siempre hay algo más que se puede soltar.

Ciclos / Transiciones

Déjate envolver por la respiración igual que el bebé que estás gestando está envuelto en tu respiración. Quédate así al menos unos 10-15 minutos o incluso más.

● Ajustes

Si estás tumbada boca arriba, puedes colocar un soporte debajo de las rodillas y un soporte debajo de la cabeza si te resulta más cómodo, o puedes incluso colocar las piernas en una silla. Asegúrate de estar realmente cómoda.

● Beneficios

Savasana es muy importante y te recomiendo no saltártela al final de la práctica. La postura permite que cuerpo y mente asimilen la práctica realizada, que descanses y te regeneres. Tiene un efecto profundo en el sistema nervioso, creando equilibrio interno y regulando la respiración. Además te permite conectar con las transformaciones que están ocurriendo en tu interior y con tu bebé. La puedes practicar aisladamente en cualquier momento.

EL TERCER TRIMESTRE

La recta final. La fecha del parto se acerca, falta poco para tener al bebé entre tus brazos… A veces da una sensación de mucho vértigo y surgen muchas emociones y sensaciones diferentes.

Las molestias que suelen aparecer en el segundo trimestre se van acentuando: la falta de aire y la retención de líquidos se pueden hacer más evidentes.

Es posible que ya en el segundo trimestre hayan aparecido calambres y que ahora se hagan más intensos. A veces aparecen solamente una especie de pequeños espasmos, otras, sobre todo por la noche, se manifiestan como una tensión intensa en los gemelos que puede llegar a ser bastante dolorosa. Es una buena idea masajearse a diario los pies y las pantorrillas para mejorar la circulación. En el momento del calambre puede aliviar estirar la pierna, observar las sensaciones, conectar con la respiración y después movilizar esa pierna empezando desde el tobillo.

En el tercer trimestre se pueden intensificar los altibajos, alternando días de mucha energía con días de muy pocas ganas de hacer nada. Es importante escuchar el propio cuerpo, alejarse de lo que «tenemos que hacer» y adaptar la actividad diaria a nuestro estado. Es importante expresar lo que una siente, compartir los miedos y las dudas, para que así no se quede dentro nada y podamos encontrar alivio.

En esta recta final también solemos dormir con más dificultad (aunque hay algunas mujeres que duermen profundamente) y son muchos los factores que influyen en ello: desde los cambios hormonales, a las inquietudes y las dudas sobre lo que se acerca o la dificultad de encontrar una postura cómoda. Utilizar diferentes almohadas para ajustar la postura, para colocarlas entre las piernas, o para ayudar a sujetar la tripa cuando estamos tumbadas de lado puede ser una buena opción.

¿Qué día va a nacer mi bebé? El embarazo dura aproximadamente 40 semanas y se da un margen de 5 semanas para la fecha de nacimiento. Es decir, entre la semana 37 y 42. La fecha probable de parto que nos dan los médicos se basa en el primer día de la última regla y no en la fecha de fecundación. Así que es algo aproximado y no hay que olvidar que cada mujer es diferente, no todas tenemos un ciclo de 28 días, ni todas las mujeres que tenemos la misma fecha del primer día de la última regla nos hemos quedado embarazadas al mismo tiempo.

Conectar de forma regular con nuestro cuerpo, con lo que sentimos, nos puede ayudar a calmar las dudas y las inquietudes. Algunos días puede ser una práctica de yoga más larga y otro día una meditación más corta. Esa conciencia corporal te será de gran ayuda el día del parto, porque sabrás qué hacer, qué postura adoptar y cómo respirar de forma espontánea.

En el tercer trimestre se pueden intensificar los altibajos, alternando días de mucha energía con días de muy pocas ganas de hacer nada. Es importante escuchar el propio cuerpo, alejarse de lo que «tenemos que hacer» y adaptar la actividad diaria a nuestro estado. Es importante expresar lo que una siente, compartir los miedos y las dudas, para que así no se queden dentro y podamos encontrar alivio.

Ciclos / Transiciones

Durante esta etapa del embarazo el enfoque está en dirigir la atención aún más hacia dentro, acoger las sensaciones que surgen y también los miedos. El descanso es cada vez más importante y la intensidad de la práctica sigue disminuyendo.

Dependiendo del día hay mujeres a las que les apetece una práctica más activa y mujeres a las que les apetece una más suave. Es importante escuchar el proprio cuerpo.

SUKHASANA

Siéntate encima de un soporte (mantas o cojín) con las piernas cruzadas y toma consciencia de cómo repartes el peso entre lado derecho y lado izquierdo, entre la parte frontal y la parte posterior. Alarga la punta de la cabeza hacia el techo y relaja el rostro. Conecta con tu respiración sin querer cambiarla, sino solo observándola. Apoya el dorso de las manos en los muslos. Conecta con tu respiración y observa especialmente la exhalación, dejando que esta salga por la boca y observando la exhalación desde que empieza hasta que termine. Puedes mantener aquí o flexionarte ligeramente desde las caderas hacia delante y apoya la frente en un soporte (por ejemplo una silla con una manta). Mantén el tiempo que estés cómoda.

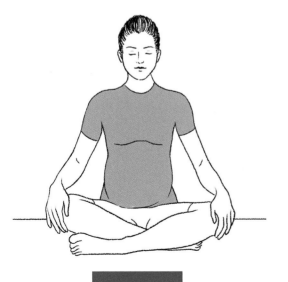

Sukhasana

● Ajustes

En caso de que te molesten las rodillas coloca unos bloques debajo de ellas.

● Beneficios

Con esta postura se reduce la rigidez en la cadera y la columna se estira. Además, esta postura nos permite conectar con los cambios internos que ocurren durante el embarazo.

CUADRUPEDIA

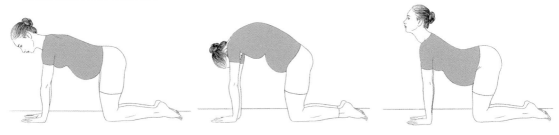

Colócate en cuadrupedia, separa las manos a la anchura de los hombros, las rodillas a la anchura de las caderas o más. Busca una postura neutral para la columna con la cabeza en línea con ella.

Cuadrupedia

Lleva la atención a la pelvis, y con la exhalación empieza a redondear la columna desde la pelvis: cuando empieza la exhalación recoge el bebé hacia la espalda, recoge el suelo pélvico, la columna seguirá el movimiento de la pelvis y se irá redondeando. Por último, la barbilla se acercará hacia el pecho. Con la inspiración haz el movimiento contrario, siempre empezando desde la pelvis: el vientre con bebé se estira, el suelo pélvico se estira y toda la columna se irá arqueando, abriendo y estirando toda la parte frontal del cuerpo.

Repite este movimiento coordinando con la respiración varias veces, con la idea de hidratar internamente la columna, las articulaciones y los órganos.

● Ajustes

Lleva la acción a los empeines, y busca con ellos el suelo. Separa los dedos de las manos y siente la palma de la mano activa en el suelo. Cuando abres el pecho, no tires del cuello. La cabeza sigue el movimiento de la columna, pero no inicia el movimiento, pues este se inicia siempre en la pelvis. Trata de disfrutar del movimiento sin forzarlo.

● Beneficios

Se moviliza toda la columna, se crea espacio entre las vértebras, las caderas y los hombros se lubrican y los órganos se tonifican.

Esta postura la puedes hacer en cualquier momento, incluso de forma aislada, cuando no tienes tiempo de hacer algo más.

Ciclos / Transiciones

CUADRUPEDIA: apertura lateral

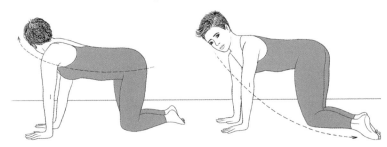

Cuadrupedia:
apertura lateral

Colócate en cuadrupedia, con la columna neutral y conecta con tu respiración. Con la exhalación, lleva los pies hacia tu izquierda, mira encima del hombro izquierdo y reclínate ligeramente hacia el costado derecho para formar una C y darle más apertura a ese costado. Quédate varias respiraciones y observa cómo con cada inspiración se expande el costado y con cada exhalación se condensa. A continuación, cambia de lado.

Otra opción es cambiar de lado coordinando el movimiento con la respiración de la siguiente forma: con la inspiración vuelve a cuadrupedia y con la siguiente exhalación lleva los pies hacia tu derecha mirando encima del hombro derecho, llevando las nalgas ligeramente hacia atrás. Sigue alternando lado derecho con lado izquierdo, coordinado con tu respiración.

● Ajustes

Procura que la cabeza siga en línea con la columna y no dejes que los hombros se hundan. Mantén las manos activas hacia el suelo.

● Beneficios

Se va estirando la musculatura intercostal, y se moviliza la columna, aliviando tensiones a la espalda.

Conectar de forma regular con nuestro cuerpo, con lo que sentimos, nos puede ayudar a calmar las dudas y las inquietudes. Algunos días puede ser una práctica de yoga más larga y otro día una meditación más corta. Esa conciencia corporal te será de gran ayuda el día del parto, porque sabrás qué hacer, qué postura adoptar y cómo respirar de forma espontánea.

ADHO MUKHA VIRASANA, el embrión

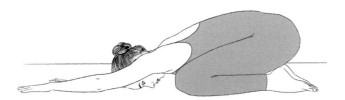

Adho Mukha
Virasana

Colócate en cuadrupedia. Junta los dedos gordos de los pies, separa ligeramente las rodillas y con una exhalación lleva las nalgas hacia los talones. Apoya la frente en el suelo o en un soporte. Observa el movimiento de la respiración en la espalda. Quédate varias respiraciones así, observando cómo se abre la parte posterior del cuerpo.

Puede ser muy reconfortante practicarla con un soporte, apoyando la parte frontal del cuero en él. El soporte puede tener más o menos inclinación. Puede resultar especialmente cómoda durante el embarazo o cuando tenemos molestias de regla o estamos más tensas.

● Ajustes

Si la cabeza no llega al suelo, no tires del cuello, es mejor colocar un soporte (bloque, manta, etc.) debajo de la frente. Cuando mantienes la postura, puedes dejar los brazos por delante o al lado del tronco, según te resulte más cómodo.

● Beneficios

Esta postura alivia tensión en la espalda y crea calma en la mente.

TADASANA

Colócate en la esterilla con los pies separados a la anchura de las caderas, los pies paralelos y los brazos a lo largo del tronco. Tómate unos instantes para sentir cómo se reparte el peso entre los pies, el lado derecho y el lado izquierdo, la parte frontal y la parte posterior. Lleva la atención hacia los pies, cómo apoyan en el suelo y trata de abrirlos. Los muslos están ligeramente activos. Los brazos están largos, a lo largo del tronco, con los dedos apuntando hacia el suelo.

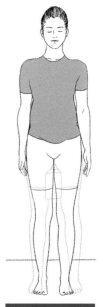

Tadasana

Alarga la columna, no dejes que el peso del bebé arrastre la columna hacia delante, busca un abrazo interno del bebé hacia la columna, respetando tus curvaturas naturales. Recuerda que cuando la pelvis está en su posición neutral el pubis apunta ligeramente hacia el suelo y las lumbares se arquean suavemente. Coloca la cabeza en línea con la columna.

Desde una visión lateral quedarán en una misma línea los tobillos, las rodillas, las caderas, los hombros y las orejas.

● Ajustes

Activa ligeramente los muslos. Para sentir esa activación puedes colocar un bloque entre los muslos y abrazar con los muslos el bloque. Ten cuidado de no bloquear las rodillas, no las empujes hacia atrás.

● Beneficios

Tadasana es de gran ayuda para darnos cuenta de nuestra postura habitual y mejorarla y también para darnos cuenta de cómo a medida que avanza el embarazo nuestro eje va cambiando. Cuando estamos de pie respetando nuestras curvas naturales, los órganos abdominales se colocan de forma natural uno encima del otro. Cuando la columna no está con sus curvaturas neutrales, hay más presión sobre los órganos, sobre el suelo pélvico y el equilibrio entre los diferentes músculos se descompensa.

TADASANA con estiramientos laterales

Colócate en Tadasana, conecta con tu respiración y toma un instante para observar las sensaciones que surgen. Con una inspiración eleva el brazo izquierdo hacia el techo con la palma de la mano mirando hacia dentro y los dedos estirados. Mantén el brazo derecho extendido paralelo al cuerpo, con la palma de la mano mirando hacia ti y los dedos de la mano estirados hacia el suelo.

Con una exhalación, inclínate ligeramente hacia la derecha. Trata de seguir alejando suavemente una mano de la otra. Siente tu planta del pie izquierdo activa en el suelo, ya que contribuirá a crear más espacio en el costado izquierdo, para los órganos y para tu bebé. Mantén unas 4 respiraciones. Cambia de lado.

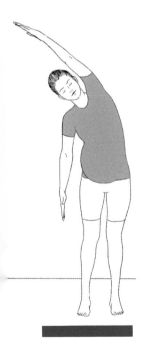

Tadasana con estiramientos laterales

● Ajustes

Mantén la cabeza en línea con la columna, no dejes que caiga hacia un lado ni que se desplace hacia delante.

● Beneficios

Se estira la musculatura intercostal, dando más espacio a los órganos y al bebé, aliviando la sensación de falta de espacio. Contribuye a mejorar la postura en general abriendo espacio entre las vértebras lateralmente.

UTTHITA TRIKONASANA con silla

Coloca una silla a tu derecha. Empieza en Tadasana, conecta con tu respiración y con cómo estás y lleva las manos a las caderas. Separa las piernas en una separación amplia, gira el pie izquierdo hacia dentro y el pie derecho hacia la derecha.

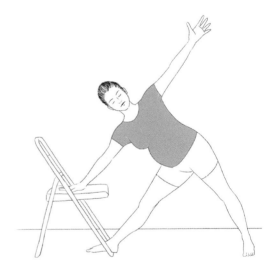

Observa que los pies estén bien apoyados en el suelo, el peso repartido entre ambas piernas, el muslo derecho gira hacia fuera, alarga la columna y mantén el bebé abrazado a tu columna. Con la exhalación, desplaza la pelvis ligeramente hacia la izquierda.

Extiende el brazo derecho paralelo al suelo, y al exhalar inclina el tronco desde la cadera hacia tu derecha, como si quisieras alcanzar con tu mano la pared que tienes a la derecha. A continuación, coloca la mano derecha en la silla.

Utthita
Trikonasana
con silla

Extiende el brazo izquierdo en línea con el brazo derecho o mantenlo en la cadera.

Mantén unas 3 respiraciones.

Para salir de la postura, dobla la rodilla derecha y con una inspiración sube el tronco a la posición inicial. Cambia de lado.

Ciclos / Transiciones

● Ajustes

Si hay tensión en cuello y hombros, mantén la mano superior en la cadera en lugar de extender el brazo hacia el techo. La mirada puede ir al frente o hacia la silla en caso de tensión en el cuello. No hace falta estirar del todo la pierna frontal. Si hay tensión en la parte baja de la espalda dobla ligeramente esa rodilla. Acuérdate de mantener la boca y la garganta en calma.

● Beneficios

Se estira la musculatura posterior de la pierna. Se fortalece la espalda y mejora la postura en general. Crea espacio en los costados para tus órganos, tu bebé y para una respiración más amplia, contribuyendo a reducir los niveles de ansiedad. Tonifica los órganos y los estira, mejorando su funcionamiento y aliviando molestias en la zona abdominal. Fortalece las piernas y ayuda en caso de calambres.

PARSVOTTANASANA con silla

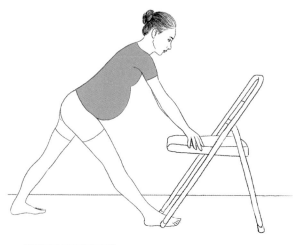

Parsvottanasana
con silla

Para esta postura coloca una silla en frente de la esterilla y gírate hacia el asiento. Colócate en Tadasana, con los pies en línea con el asiento y conecta con tu respiración y observa cómo estás. Con las manos en las caderas lleva el pie izquierdo hacia atrás con un paso y apoya el talón en el suelo. Comprueba que los pies estén colocados cada uno en su «carril» y que las caderas miren hacia delante. Conecta con tu respiración y con una exhalación baja el tronco desde las caderas, con la columna larga, y coloca las yemas de los dedos en la silla, ejerciendo una suave presión con las manos. Si estás cómoda, puedes colocar las palmas de las manos en el respaldo y llevar el tronco paralelo al suelo. Alarga la columna hacia delante y hacia atrás. Mantén aquí unas 3-4 respiraciones. Para salir coloca primero las manos en el asiento llévate de un paso el pie posterior hacia delante, observa cómo estás y después cambia de lado.

● Ajustes

Mantén la cabeza en línea con la columna: no dejes que la cabeza caiga ni que se incorpore. Si te molesta detrás de la rodilla frontal o si notas que la columna se redondea, flexiona la rodilla frontal. Mantén el bebé abrazado a la columna para que no arrastre la columna hacia delante.

● Beneficios

Estira la musculatura posterior de la pierna. Mejora la postura en general, contribuye a aliviar la tensión nerviosa. Los costados se alargan creando más espacio para los órganos y para el bebé.

JANU SIRSASANA

Siéntate encima de una manta doblada con la esquina asomando entre las piernas y estira las piernas hacia delante. Recoge la rodilla derecha y coloca el pie hacia la cara interna del muslo izquierdo, la rodilla derecha apuntará hacia fuera. Si la rodilla queda elevada del suelo o te molesta, coloca una manta o un cojín debajo. Si la rodilla sigue molestando, no hagas esta postura.

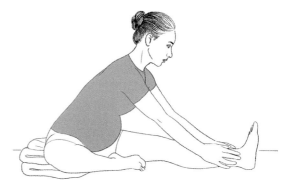

Janu Sirsasana

La pierna izquierda se mantiene activa con los dedos del pie izquierdo apuntando hacia el techo. Gira la pelvis de tal forma que apunte hacia delante; para eso lleva la pierna estirada ligeramente hacia atrás. Desde la cadera flexiona el tronco hacia delante, coloca las manos al lado de la pierna izquierda, o a ambos lados de la espinilla. Mantén unas 3-4 respiraciones; para salir, vuelve a incorporar el tronco, recoge la rodilla doblada y estira la pierna. Cambia de lado.

● Ajustes

Si notas que se redondea la parte lumbar, coloca más altura debajo de las nalgas. No tires del cuello, la cebra sigue la línea de la columna. De esta forma no habrá tensión en la garganta ni en el cuello. Si estás agitada o con dolores de cabeza, puede ser muy beneficioso practicarla apoyando la cabeza en un soporte (por ejemplo, una silla).

Ciclos / Transiciones

● Beneficios

Esta postura tonifica los órganos, los costados se estiran generando más espacio para los órganos y el bebé. La mente se calma.

UPAVISTHA KONASANA, postura del ángulo sentada

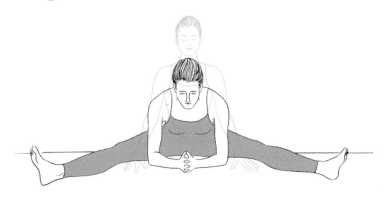

Dobla una manta y siéntate con las piernas en una separación amplia con el pico de la manta entre las dos piernas. Coloca las manos a ambos lados de la cadera con la yemas de los dedos en el suelo, alarga la columna y conecta con la respiración. Mantén las piernas activas con los dedos de los pies apuntando hacia el techo. Si notas que la columna se mantiene larga, flexiónate hacia delante desde las caderas. Cada cuerpo es diferente, por lo que puede que algunas bajéis para apoyar los antebrazos en el suelo y que otras os quedéis más en la vertical.

● Ajustes

Si la columna se redondea o si te molesta detrás de las rodillas, dóbla-las. Puedes incluso colocar un soporte, boquees o mantas, debajo de las rodillas.

● Beneficios

Esta postura es muy beneficiosa: estimula la circulación en la zona pél-vica aliviando molestias en esa zona. Se puede practicar con un soporte debajo de la cabeza (silla) para un efecto más calmante.

BHARADVAJASANA con silla

Coloca una silla en el centro de la esterilla. Siéntate con el respaldo a tu derecha, los pies paralelos separados mínimo a la anchura de las caderas. Coloca las manos en el respaldo, conecta con tu respiración. Alarga la columna, alarga el vientre, el bebé sube y se mantiene abrazado a la columna. Con una exhalación lleva tu costado izquierdo hacia la derecha, los hombros también giran hacia el respaldo y si el cuello no molesta gira la cabeza hacia el hombro derecho. Los pies buscan el suelo y la cabeza el techo. Mantén unas 3-4 respiraciones y después cambia de lado.

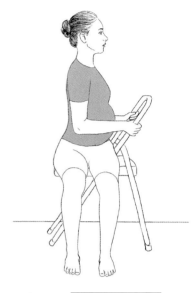

● Ajustes

En las torsiones no es la cabeza la que empieza el giro, la cabeza sigue la columna. Si giras hacia la derecha, notarás que la rodilla izquierda se adelantará con respecto a la rodilla para poder mantener la integridad de la pelvis.

Bharadvajasana
con silla

● Beneficios

Se revitalizan los órganos y la columna, mejorando la postura y aliviando molestias de la espalda.

BADDHA KONASANA contra una pared (opcional brazos en Parvatasana)

Baddha Konasana
contra una pared
(opcional brazos en
Parvatasana)

Siéntate con algo de altura contra la pared y recoge el interior de las dos rodillas, junta las plantas de los pies. Coloca unos bloques o unas mantas debajo de las rodillas. Conecta con la respiración. Puedes colocar las manos cómodamente encima de los muslos con las palmas de las manos giradas hacia arriba, o puedes entrelazar los dedos de las manos delante del tronco, y a continuación estirar los brazos hacia delante, girando las palmas de la manos

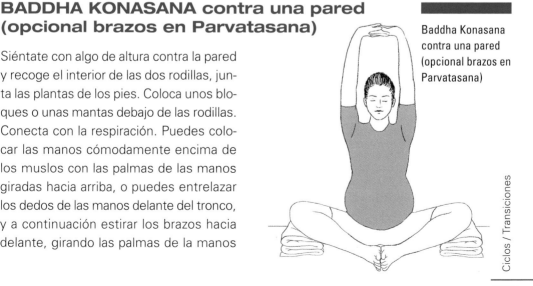

Ciclos / Transiciones

hacia fuera y subir los brazos. Mantén aquí varias respiraciones observando cómo con la exhalación se estira la columna. Con una exhalación baja los brazos, cambia el cruce de los dedos de las manos y repite. Mantén unas 3 respiraciones con cada cruce.

● Ajustes

Si te molestan los cantos de los pies en el suelo coloca una manta debajo. Cuando coloques las manos en Parvatasana, trata de mantener los pulgares en contacto.

● Beneficios

Con esta postura se reduce la rigidez en las caderas, aliviando la tensión abdominal que puede derivar de ello. Hay un mayor aporte sanguíneo a los órganos de la pelvis y estos se tonifican. La cara interna de las piernas se estira, el suelo pélvico se tonifica. Tiene un efecto calmante sobre el sistema nervioso. Cuando estiramos los brazos hacia arriba creamos más espacio para los órganos y para el bebé.

SUPTA BADDHA KONASANA

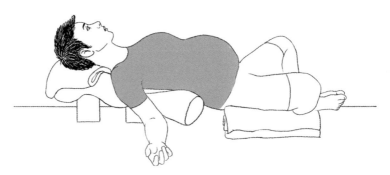

Supta Baddha
Konasana

Necesitarás un cojín alargado o una mantas dobladas a lo largo. Unos bloques, y dos mantas o cojines.

Coloca un bloque en su altura más baja en la esterilla y detrás de ese bloque otro en la altura intermedia. La idea es crear una inclinación para poder apoyar el cojín alargado o las mantas dobladas. Puede que estés cómoda sin colocar los bloques por debajo, apoyando el cojín directamente en el suelo. Es cuestión de probar y escoger la opción que mejor funcione para ti.

Una vez colocado el soporte central, coloca una manta a cada lado de la esterilla. Siéntate delante del cojín, junta las plantas de los pies y coloca las mantas dobladas debajo de las rodillas.

Túmbate hacia atrás con la espalda encima del cojín. Puedes colocar una manta debajo de la cabeza si te resulta más cómodo. Con las manos desliza las nalgas ligeramente hacia los pies.

Conecta con la respiración y quédate aquí el tiempo que estés cómoda. No tienes que hacer nada, no tienes que empujar las rodillas hacia el suelo. Es una postura de mucha apertura en la pelvis y en el pecho, deja que esta apertura ocurra progresivamente sin oponer resistencia.

● Ajustes

Si te molestan las lumbares, prueba a tumbarte con menos altura y/o a subir la altura debajo de las rodillas. El sacro puede tocar el cojín o quedarse separado del cojín unos centímetros. Si notas que los hombros no están del todo relajados, prueba a colocar altura debajo de las manos (bloques o mantas).

● Beneficios

Esta postura es muy beneficiosa a lo largo de todo el embarazo, alivia la presión en la zona pélvica, alivia tensión en el abdomen y el pecho se abre reduciendo tensión en el diafragma y tiene un efecto calmante sobre el sistema nervioso.

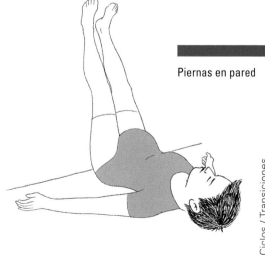

Piernas en pared

PIERNAS EN PARED

Para esta postura necesitas una pared. Es una postura muy sencilla con muchos beneficios. Para entrar en la postura, siéntate con las nalgas cerca de la pared.

Desde aquí vete girando la espalda hacia el suelo y eleva las piernas apoyándolas en la pared. No hace falta que las nalgas estén apoyadas a la pared. Las piernas están estiradas pero relajadas. Quédate en esta postura el tiempo que quieras.

● Ajustes

Si las lumbares se acercan al suelo, aleja las nalgas de la pared. Si la cabeza va hacia atrás coloca una manta doblada debajo de la cabeza. Si ya no estás cómoda tumbada boca arriba no hagas esta postura.

● Beneficios

Con esta postura se alivia el cansancio y la hinchazón de las piernas y los pies.

SAVASANA

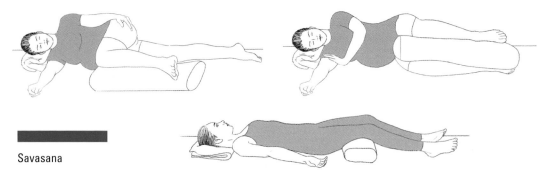

Savasana

Puede que a veces pensemos que no tenemos tiempo o que no sea tan importante practicar Savasana. Pero no es así, es una postura muy importante, porque cuanto más pensamos que no tenemos tiempo para practicarla más necesitamos practicarla… especialmente durante el embarazo.

Túmbate boca arriba en la esterilla. Si no estás cómoda tumbada boca arriba puedes tumbarte de lado colocando un soporte debajo de la cabeza, un cojín o varias mantas entre tobillos y rodillas. Incluso puedes tumbarte semiboca abajo con un cojín o varias mantas en el suelo para apoyar la pierna superior.

Asegúrate de no pasar frío. Conecta con la respiración y suelta el peso de todo el cuerpo hacia el suelo. Relaja la mandíbula y los ojos. Deja que las piernas se suelten. Relaja los brazos y deja que los dedos de las manos se redondeen. Nota la piel de la cara y relájala. Observa cómo el proceso sigue y siempre hay algo más que se puede soltar.

Déjate envolver por la respiración igual que el bebé que estás gestando está envuelto en tu respiración.

Quédate por lo menos unos 10-15 minutos o incluso más.

● Ajustes

Si estás tumbada boca arriba, puedes colocar un soporte debajo de las rodillas y un soporte debajo de la cabeza si te resulta más cómodo, o puedes incluso colocar las piernas en una silla. Asegúrate de estar realmente cómoda.

● Beneficios

Savasana es muy importante y te recomiendo no saltártela al final de la práctica. La postura permite que cuerpo y mente asimilen la práctica realizada, que descanses y te regeneres. Tiene un efecto profundo en el sistema nervioso creando equilibrio interno y regulando la respiración. Además, te permite conectar con las transformaciones que están ocurriendo en tu interior y con tu bebé. La puedes practicar aisladamente en cualquier momento.

EL PARTO

Como hemos visto anteriormente, practicar yoga durante el embarazo nos permite entrar en contacto con nuestro cuerpo, con las transformaciones que tienen lugar y sentirnos ágiles y fuertes. Y, además, la práctica regular crea una memoria corporal que hará que durante el parto no tengamos que pensar qué postura o movimiento serían los más adecuados para cada momento, facilitando que surjan de manera espontánea.

Por otra parte, la práctica regular nos conecta con la respiración natural para soltar tensiones: esta es una herramienta muy valiosa para responder al dolor durante el parto. Y también aquí no hará falta pensar cómo tenemos que respirar sino lo más probable es que salga de forma natural. Durante el parto, igual que durante el embarazo, nos puede ayudar mucho enfocar nuestra atención en las exhalaciones y permitir que salga un sonido. Esto facilita que las inspiraciones se hagan cada vez más espontáneas, que no se genere tensión ni se comprometa el aporte de oxígeno.

El parto es un proceso fisiológico en el que influyen sobre todo dos hormonas: la oxitocina y la adrenalina. Para que el parto empiece tienen que subir los niveles de oxitocina (producida en la glándula pituitaria que se sitúa en la parte primitiva del cerebro).

La oxitocina es la hormona del «buen rollo», se segrega también cuando hacemos el amor o cuando estamos en situaciones agradables y placenteras. Teniendo esto en cuenta, es importante promover durante el parto una situación que favorezca sentirnos cómodas, tranquilas y seguras.

Es interesante conocer también los factores que inhiben la producción de oxitocina —el lenguaje verbal, la luz intensa, el frío, sentirse observada y el aumento de la producción de adrenalina— para poder generar más fácilmente un ambiente favorable en el «nido» elegido por cada mujer.

La seguridad y la intimidad nos proporcionarán una sensación de nido. Al final los humanos también somos mamíferos y buscamos el «nido» para dar a luz. El nido no tiene que ser nuestro hogar, sino más bien un nido psicológico: algunas mujeres encuentran ese nido psicológico en un hospital con las últimas tecnologías y otras mujeres lo encontrarán en su propia casa acompañadas de una matrona cualificada. Sea cual sea el nido lo importante es el ambiente que se genera; y precisamente para generar ese ambiente, el yoga puede ser de gran ayuda.

EL POSTPARTO

No hay duda de que el postparto es una época muy especial, donde alternamos momentos de gran dulzura con momentos de gran intensidad. Y tampoco hay duda de que es una época transitoria.

Las que tenemos hijos sabemos que las cosas pueden ser bastante diferentes de lo que habíamos pensado y que el tiempo que cada una necesitamos para adaptarnos y situarnos en el nuevo escenario, a menudo se cuenta por meses más que por días.

En este período transitorio es frecuente sentir más ansiedad que placer… y no hay que preocuparse, porque es algo habitual. Más que nunca es importante rodearse de personas que nos den apoyo y que sean conscientes y respetuosas con nuestra forma de crianza (sea la que sea).

Hay que tener en cuenta que en el postparto las hormonas juegan un papel esencial: la placenta desaparece y hay una alteración importante en los niveles de estrógenos, progesterona, prolactina, oxitocina y endorfinas. Esto, unido al hecho de que estamos encontrando nuestro sitio en una situación nueva, puede hacer que en algunos momentos sintamos que no podemos con todo ello y nos sintamos a punto de derrumbarnos o explotar…

Para entender este proceso ayuda saber que las hormonas no tienen únicamente un efecto mecánico sino que afectan también al comportamiento. Están diseñadas para garantizar la supervivencia del bebé. Por ejemplo, la prolactina, responsable de la puesta en marcha de las glándulas mamarias, crea ciertos grados de ansiedad que se traducen en una mayor vigilancia incluso a costa de un sueño profundo (eso no quiere decir que no descansemos). La prolactina hace que la prioridad la tenga el bebé antes que nadie. La oxitocina estimula la salida de la leche y favorece el vínculo entre la madre y el bebé, permitiéndonos así reaccionar más fácilmente a sus señales no verbales. Las endorfinas, que se producen a los pocos minutos de dar el pecho ayudan a que bebé y mamá se queden dormidos y contribuyen a crear una sensación de bienestar.

Incorporar una práctica de yoga suave para recuperarnos después del parto puede ser de gran ayuda para encontrar nuestro sitio en este escenario nuevo. ¿Pero a partir de cuándo podemos retomar o empezar con el yoga? En general, es conveniente esperar que hayamos dejado de sangrar y en caso de cesárea o de duda es mejor preguntar al médico o la matrona. Se puede practicar en casa, asistir a clases específicas para esta etapa de la vida o, mejor aún, combinar las dos cosas.

YOGA DURANTE EL POSTPARTO

Durante el postparto es importante adaptar las asanas y la intensidad de la práctica, de tal forma que alivien las molestias asociadas al postparto, y fortalezcan de forma segura la musculatura profunda del abdomen y del suelo pélvico sin ejercer presiones que pueden resultar contraproducentes y sin estiramientos excesivos. Además, una práctica de yoga regular ayuda a crear ese espacio mental y emocional tan importante a la hora de gestionar los retos de la maternidad y reconocer cuáles son nuestras necesidades reales. Hay que tener en cuenta que si estamos dando el pecho es posible que las posturas tumbadas boca abajo nos molesten.

REPOSO CONSTRUCTIVO

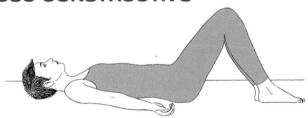

Reposo
constructivo

Túmbate boca arriba con las rodillas flexionadas y la columna en posición neutral. Observa cómo se reparte el peso en el sacro y, en general, entre lado derecho y el lado izquierdo y cómo tu cuerpo responde al suelo. Conecta con tu respiración, con cómo el aire entra y sale, y toma nota de las sensaciones que van surgiendo. Los pies pueden estar separados a distancia de caderas o bien separadas algo más con la rodillas juntas.

Después de una respiraciones en esta postura lleva la atención a la exhalación —puedes exhalar por la boca si te resulta cómodo— y alargada ligeramente notando cómo hacia el final de la exhalación se activa la faja abdominal desde las vértebras hacia delante, acercando así suavemente los órganos hacia la columna.

● Ajustes

Asegúrate de que las lumbares no estén aplanadas en el suelo ni demasiado arqueadas, trata de apoyarte en la parte central del sacro. Si la barbilla apunta hacia atrás, coloca una manta u otro soporte debajo de la cabeza.

● Beneficios

Esta postura es una oportunidad para recargar cuerpo y mente, para aliviar tensiones en la columna, y para crear equilibrio. Está muy indicada para empezar la práctica, ya que podemos recoger información sobre cómo estamos para así adaptar la intensidad y el esfuerzo. En la postura de reposo constructivo es importante no tener prisa, los cambios ocurren progresivamente. Puede que al principio parezca que no esté ocurriendo nada, pero al cabo de unos minutos quizás te lleves un sorpresa.

Si tienes poco tiempo, esta postura la puedes practicar aisladamente.

ARDHA SUPTA TADASANA

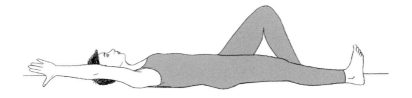

Ardha Supta
Tadasana

Túmbate en la postura de reposo constructivo, conecta con tu respiración y observa las sensaciones que van surgiendo. Lleva la atención a la planta del pie izquierdo y actívala hacia el suelo. Estira el brazo derecho hacia el techo y con una exhalación llévalo hacia atrás. Puede que el pulgar llegue al suelo, los demás dedos buscan la pared de atrás. Observa cómo la acción del pie izquierdo estabiliza la pelvis y activa la parte profunda del abdomen. Ahora estira la pierna derecha hacia delante con los dedos del pie apuntado hacia el techo y la pierna activa. Trata de estirar ese lado derecho al ritmo de la respiración. Con la exhalación acentúa el estiramiento, activando el brazo derecho hacia atrás, la pierna derecha hacia delante y la planta del pie izquierdo hacia el suelo y con la inspiración afloja esa tracción. Mantén aquí varias respiraciones. Para salir de la postura, dobla la rodilla derecha y coloca la planta del pie en el suelo y con una exhalación lleva el brazo derecho al lado del tronco. Observa si notas alguna diferencia entre el lado derecho y el lado izquierdo.

● Ajustes

Mantén la planta del pie que está en el suelo activa durante toda la postura. Si al estirar el brazo la mano no llega al suelo no importa, no lo fuerces. Ten cuidado de que las costillas inferiores no se disparen hacia el techo.

● Beneficios

Trabajar con el ritmo de la respiración le da tiempo a los músculos a prepararse para el estiramiento. Es una buena postura para tomar conciencia de la musculatura profunda abdominal y contribuye a equilibrar los dos lados del cuerpo.

Trabajo abdominal

TRABAJO ABDOMINAL desde reposo constructivo

Variante 1

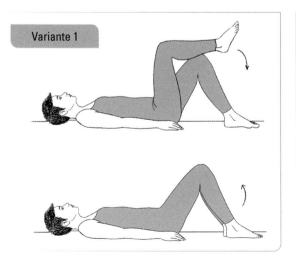

Variante 2

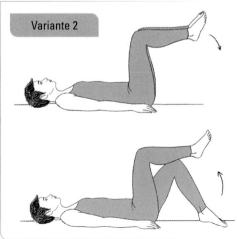

● Variante 1

Túmbate en reposo constructivo, busca tu columna neutral y observa cómo estás. Lleva la atención a la zona del ombligo, por delante, por detrás y alrededor, trata de visualizar un ombligo muy grande. Mantén la planta del pie izquierdo activa hacia el suelo y eleva la espinilla derecha paralela al suelo. Conecta con tu respiración, observa cómo con la exhalación se activa la «faja» abdominal y el suelo pélvico. Cuando estés lista baja con una exhalación el pie derecho hacia el suelo, sin modificar las curvas de la columna. Con la inspiración vuelve a subir la espinilla paralela al suelo. Repite con la misma pierna unas 4 veces y después cambia de pierna.

● Variante 2

Para esta variante levanta las dos espinillas paralelas al suelo. Sigue manteniendo la columna neutral y con la exhalación baja el pie derecho hacia el suelo, con la inspiración levanta otra vez la pierna. Con la siguiente exhalación baja la pierna izquierda y sigue alternando. Recuerda activar también el suelo pélvico con la exhalación. Repite unas 4 veces en cada lado.

Finalmente acerca las rodillas al pecho y estira los brazos hacia atrás para alargar el vientre.

● Ajustes

En ambas variantes no hace falta que el pie baje del todo al suelo. Si notas que las lumbares se modifican baja un poco menos. Con el tiempo verás que la musculatura profunda del abdomen (el transverso abdominal) se fortalecerá y podrás bajar más de forma segura.

● Beneficios

Se fortalece el núcleo central —musculatura profunda del abdomen, musculatura de la espalda, suelo pélvico—, ayudando a aliviar molestias de la espalda a largo plazo y a crear más estabilidad.

JATHARA PARIVARTANSANA, torsión tumbada

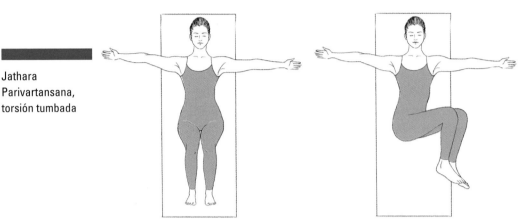

Túmbate en reposo constructivo, busca tu columna neutral y observa cómo estás. Lleva la atención a la zona del ombligo, por delante por detrás y alrededor, trata de visualizar un ombligo muy grande. Coloca los brazos en cruz con las palmas de la manos giradas hacia el techo. Acerca las rodillas hacia el pecho, con una exhalación lleva las rodillas hacia tu derecha sin llegar al suelo, mantén allí con la inspiración, y con la exhalación levanta otra vez hacia el centro. Con la siguiente exhalación lleva las rodillas hacia la izquierda de la misma forma. Repite unas 4 veces a cada lado y después lleva las rodillas hacia el pecho. Estira los brazos hacia el techo y, exhalando, lleva los brazos por encima de la cabeza hacia atrás alargando el vientre.

● Ajustes

Mantén en todo momento el ombligo frontal y el ombligo posterior unidos. Observa cómo con la exhalación se recoge también el suelo pélvico. Es mejor bajar poco de forma segura que bajar mucho y forzar, tirar de las lumbares o tensar el cuello.

● Beneficios

Se tonifican los órganos y se fortalece la musculatura profunda abdominal, especialmente los oblicuos internos y externos.

CUADRUPEDIA: redondear y abrir

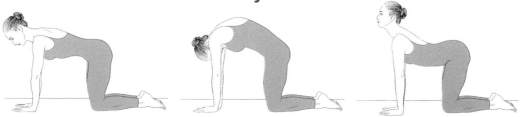

Colócate en cuadrupedia, separa las manos a la anchura de los hombros, las rodillas a la anchura de las caderas. Busca una postura neutral para la columna con la cabeza en línea con ella.

Cuadrupedia: redondear y abrir

Lleva la atención a la pelvis y con la exhalación empieza a redondear la columna desde la pelvis: cuando empieces la exhalación acerca el pubis al ombligo, recoge el suelo pélvico, la columna seguirá el movimiento de la pelvis y se irá redondeando. Al redondear la musculatura profunda del abdomen se recoge. Por último, la barbilla se acercará hacia el pecho. Con la inspiración haz el movimiento contrario, siempre empezando desde la pelvis: el pubis se irá alejando del ombligo, el abdomen y el suelo pélvico se estiran y toda la columna se irá arqueando, abriendo y estirando toda la parte frontal del cuerpo.

Repite este movimiento coordinando con la respiración varias veces con la idea de hidratar internamente la columna, las articulaciones y los órganos.

● Ajustes

Lleva la acción a los empeines, y busca con ellos el suelo. Separa los dedos de las manos y siente la palma de la mano activa en el suelo. Cuando abras el pecho, no tires del cuello. La cabeza sigue el movimiento de la columna pero no inicia el movimiento. El movimiento se inicia siempre en la pelvis.

● Beneficios

Se moviliza toda la columna, se crea espacio entre las vértebras, las caderas y los hombros se lubrican y los órganos se tonifican.

Esta postura la puedes hacer en cualquier momento, incluso de forma aislada cuando no tienes tiempo de hacer algo más. Recuerda que es mejor hacer 5 minutos de forma consciente, con toda la atención centrada en lo que haces, que no hacer nada.

Ciclos / Transiciones

CUADRUPEDIA: apertura lateral

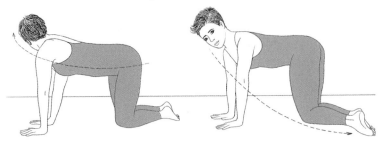

Colócate en cuadrupedia, con la columna neutral y conecta con tu respiración. Con la exhalación, lleva los pies hacia tu izquierda, mira encima del hombro izquierdo y reclínate ligeramente hacia el costado derecho para formar una C y darle más apertura a ese costado. También lleva ligeramente las nalgas hacia atrás. Sigue moviéndote coordinando el movimiento con la respiración de la siguiente forma: con la inspiración vuelve a cuadrupedia y con la siguiente exhalación lleva los pies hacia tu derecha mirando encima del hombro derecho, llevando las nalgas ligeramente hacia atrás. Sigue alternando lado derecho con lado izquierdo coordinado con tu respiración.

También puedes quedarte varias respiraciones en un lado, después de moverte.

Intenta escuchar tu cuerpo cuando te pide movimiento y cuando te pide quietud. También en la aparente quietud siempre hay un movimiento interno sutil.

● Ajustes

Procura que la cabeza siga en línea con la columna y no dejes que los hombros se hundan. Mantén los órganos abrazados a la columna y las manos activas hacia el suelo.

● Beneficios

Se va estirando la musculatura intercostal, creando así más espacio para la expansión de los pulmones. Coordinar el movimiento con la respiración estimula la circulación sanguínea y linfática favoreciendo la eliminación de toxinas y la absorción de oxígeno de las células.

MEDIO PLANO INCLINADO

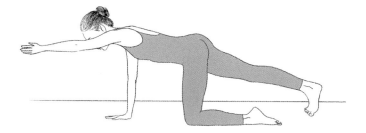

Medio plano
inclinado

Colócate en cuadrupedia y toma un momento para conectar con tu
respiración y tu centro. Estira la pierna derecha hacia atrás y coloca los
dedos del pie en el suelo. Activa el muslo y busca con el talón derecho la
pared de atrás al mismo tiempo que la punta de la cabeza busca la pared
de delante. Mantén los órganos abdominales abrazados a la columna.
Puedes mantener aquí o puedes estirar el brazo opuesto hacia delante
con la palma de la mano girada hacia dentro. Mantén unas 4 respiraciones y trata de que cada exhalación te ayude a alargar vientre y columna
y con la inspiración afloja ligeramente. Después, cambia de la lado.

● Ajustes

No dejes que el contenido abdominal se suelte hacia el suelo, mantenlo
abrazado a la columna. Presta atención a que la cabeza no caiga, ya que
sigue la línea de la columna.

● Beneficios

Se fortalece la musculatura profunda abdominal y la musculatura de la
espalda. Contribuye a mejorar el equilibrio.

PLANO INCLINADO

Colócate en cuadrupedia y toma
un momento para conectar con
tu respiración y tu centro. Estira
la pierna derecha hacia atrás y
coloca los dedos del pie en el
suelo. Mantén la pierna derecha muy activa y con una exha-

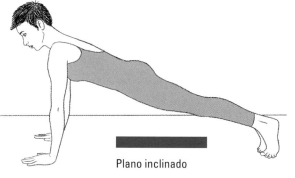

Plano inclinado

Ciclos / Transiciones

167

lación estira también la pierna izquierda hacia atrás. Mantén las dos piernas activas, tira ligeramente de los talones hacia atrás y de la punta de la cabeza hacia delante. Mantén entre 2 y 4 respiraciones y después descansa en el embrión.

● Ajustes

Mantén la cabeza en línea con la columna, no dejes que caiga. Abraza con los órganos la columna para así activar la musculatura abdominal profunda. Los muslos se mantienen activos en todo momento con los talones buscando la pared de atrás.

● Beneficios

Se fortalece la musculatura de brazos y hombros, la musculatura profunda abdominal y la musculatura de las piernas.

ANJANEYASANA

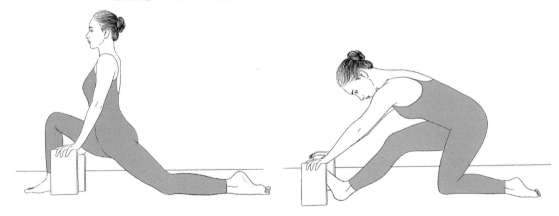

Anjaneyasana

Desde cuadrupedia coloca los bloques debajo de las manos y llévate el pie derecho entre los bloques. Procura que la rodilla derecha quede encima del talón. Conecta con la respiración. Con la exhalación mueve la pelvis hacia atrás, estirando ligeramente la pierna derecha, levantando los dedos del pie del suelo, al mismo tiempo el tronco y la cabeza bajan; con la inspiración vuelve a colocar toda la planta del pie derecho en el suelo y vuelve a la posición inicial. Repite varias veces, aquí también con la idea de ir lubricando todas las articulaciones. Después de unas 4 repeticiones quédate con la rodilla derecha flexionada, conecta con la respiración y con el soporte interno que te proporciona. Puedes extender los brazos al lado de las orejas para estirar más los costados o estirar los brazos en cruz. Trata de alejar la caja torácica de la pelvis. Toma aquí unas 3-4 respiraciones notando cómo se mueven con más libertad las costillas inferiores y después cambia de pierna.

● Ajustes

Mantén pies y empeines activos hacia el suelo. Trata de que la cara se mantenga relajada y que puedas mantener en cada momento la conexión con la respiración. Si te molesta la rodilla apoyada en el suelo, coloca una manta debajo. Si al estirar los brazos al lado de las orejas te molestan los hombros, deja las manos en los bloques o encima del muslo frontal o prueba separar más los brazos entre sí.

● Beneficios

Con el movimiento lubricamos no solo la cadera, sino también los hombros. Se estiran los flexores de la cadera (tiene conexión directa con el diafragma) y se crea más espacio para la caja torácica.

TORSIÓN EN ZANCADA

Para esta postura te recomiendo tener unos bloques cerca. Colócate en cuadrupedia y toma un momento para conectar con tu respiración y tu centro. Lleva el pie derecho entre las manos y coloca las manos encima de los bloques (a la altura que más te conviene). Procura que la rodilla derecha quede encima del tobillo. Acerca la mano izquierda (con el bloque) hacia el pie derecho y lleva la mano derecha a la cadera derecha. Gira el tronco y el costado izquierdo hacia la

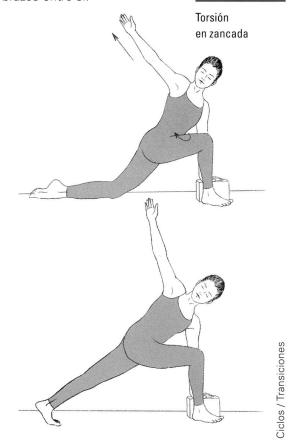

Torsión
en zancada

derecha. Mantén unas respiraciones. Puedes estirar el brazo derecho en línea con el otro brazo para crear más espacio entre los omóplatos. Si quieres puedes estirar la pierna posterior para intensificar la postura: mete los dedos de los pies, tira del talón hacia atrás hasta que se levante la rodilla del suelo y mantén el muslo activo. Mantén 3-5 respiraciones y después cambia de lado.

● Ajustes

No empieces el giro con la cabeza, es el costado el que gira y la cabeza simplemente sigue. Puedes abrir el pie frontal hacia fuera si sientes que la pierna y la cadera te lo piden para una mayor estabilidad. No te recuestes sobre el hombro del brazo que va hacia el suelo, sino crea espacio entre el hombro y la oreja. Mantén los órganos abrazados hacia la columna.

● Beneficios

Se tonifica toda la columna y los órganos. Las piernas se fortalecen y los órganos reciben un profundo masaje.

TADASANA

Colócate en la esterilla con los pies separados a la anchura de las caderas, los pies paralelos y los brazos a lo largo del tronco. Toma unos instantes para sentir cómo se reparte el peso entre los pies, el lado derecho y el lado izquierdo, parte frontal y parte posterior. Lleva la atención hacia los pies, cómo apoyan en el suelo y trata de abrirlos. Los muslos están ligeramente activos. Los brazos están a lo largo del tronco con los dedos apuntando hacia el suelo.

Alarga la columna, respetando sus curvaturas naturales, recuerda que cuando la pelvis está en su posición neutral el pubis apunta ligeramente hacia el suelo y las lumbares se arquean suavemente. Coloca la cabeza en línea con la columna.

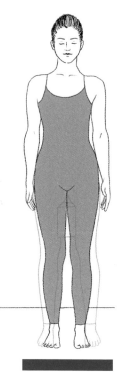

Tadasana

Desde una visión lateral quedarán en una misma línea los tobillos, las rodillas, las caderas, los hombros y las orejas.

● Ajustes

Activa ligeramente los muslos. Para sentir esa activación puedes colocar un bloque entre los muslos y abrazar con los muslos el bloque. Ten cuidado de no bloquear las rodillas, no las empujes hacia atrás.

● Beneficios

Tadasana es de gran ayuda para darnos cuenta de nuestra postura habitual y mejorarla. Cuando estamos de pie respetando nuestras curvas naturales, los órganos abdominales se colocan de forma natural uno encima del otro. Cuando la columna no está con sus curvaturas neutrales hay más presión sobre los órganos, sobre el suelo pélvico y el equilibrio entre los diferentes músculos se descompensa.

TADASANA con estiramientos laterales

Colócate en Tadasana, conecta con tu respiración y toma un instante para observar las sensaciones que surgen. Con una inspiración eleva el brazo izquierdo hacia el techo con la palma de la mano mirando hacia dentro y los dedos estirados. Mantén el brazo derecho extendido paralelo al cuerpo, con la palma de la mano mirando hacia ti y los dedos de la mano estirados hacia el suelo.

Con una exhalación inclínate ligeramente hacia la derecha. Trata de seguir alejando suavemente una mano de la otra. Siente tu planta del pie izquierdo activa en el suelo, ya que contribuirá a crear más espacio en el costado izquierdo. Mantén una 4 respiraciones. Cambia de lado.

● Ajustes

Mantén la cabeza en línea con la columna, no dejes que caiga hacia un lado ni que se desplace hacia delante y mantén los órganos abrazados a la columna.

● Beneficios

Se estira la musculatura intercostal, dando más espacio a los pulmones para expandirse. Contribuye a mejorar la postura en general, y abre espacio entre las vértebras lateralmente.

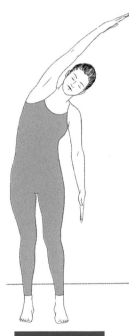

Tadasana con estiramientos laterales

VIRABHADRASANA II

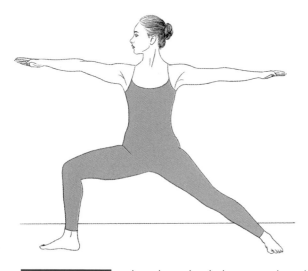

Virabhadrasana II

Colócate en Tadasana, conecta con tu respiración y con cómo estás y lleva las manos a las caderas. Separa las piernas en una separación amplia, gira el pie izquierdo hacia dentro y el pie derecho hacia la derecha, dobla la rodilla derecha y coloca la rodilla en línea con el tobillo. Gira el muslo derecho hacia fuera y a continuación gira los hombros en línea con el borde largo de la esterilla.

Conecta con la respiración estira los brazos en cruz. Alarga el cuello y gira la cabeza hacia la mano derecha y posa la mirada sobre el dedo corazón de la mano derecha. Quédate aquí unas 4 respiraciones y después cambia de lado.

● Ajustes

Comprueba que la rótula de la rodilla doblada esté en línea con los últimos dos dedos del mismo pie y una vez en la postura mantén la rodilla alineada con el tobillo, no dejes que venga hacia dentro. No inclines el tronco hacia la pierna flexionada.

● Beneficios

Se tonifican y fortalecen las piernas y sus articulaciones y se crea espacio en la pelvis, el abdomen, la caja torácica y la columna vertebral. Esto contribuye a tonificar los órganos y a mejorar la respiración. La mente se calma y al trabajar la fuerza esta postura contribuye a generar confianza.

UTTHITA PARSVAKONASANA

Colócate en Tadasana, conecta con tu respiración y con cómo estás y lleva las manos a las
caderas. Separa las piernas en una separación
amplia, gira el pie izquierdo hacia dentro y el
pie derecho hacia la derecha, dobla la rodilla derecha y coloca la rodilla en línea con el
tobillo. Gira el muslo derecho hacia fuera y a
continuación gira los hombros en línea con el
borde largo de la esterilla.

Con la exhalación alarga el costado derecho
como si quisieras llegar a tocar con la mano
derecha la pared que tienes a tu derecha. Coloca el antebrazo/codo del
brazo derecho en el muslo y lleva la mano izquierda a la cadera izquierda. Con una exhalación estira el brazo izquierdo en línea con la oreja
izquierda. Mantén unas 4 respiraciones. Para salir de la postura estira el
brazo izquierdo hacia el techo y con una inspiración incorpora el tronco
a la postura inicial; después, cambia de lado.

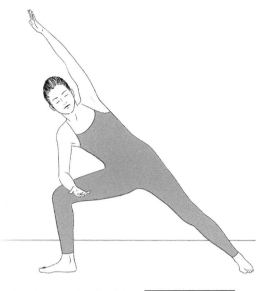

Utthita
Parsvakonasana

● Ajustes

Comprueba que la rótula de la rodilla doblada esté en línea con los últimos dos dedos del mismo pie y una vez en la postura mantén la rodilla
alineada con el tobillo, no dejes que venga hacia dentro. No te recuestes
en el hombro del brazo apoyado en el muslo, el antebrazo en el muslo
es únicamente una referencia.

● Beneficios

Se fortalecen las piernas y flexibilizan sus articulaciones y la columna
recibe un gran estiramiento aliviando molestias lumbares. Los órganos
se tonifican mejorando sus funciones.

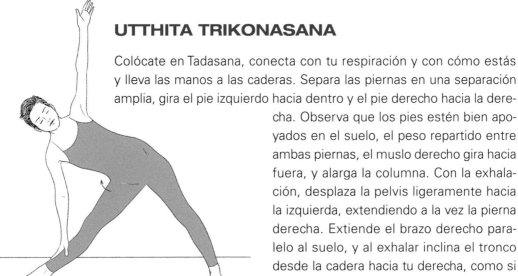

UTTHITA TRIKONASANA

Colócate en Tadasana, conecta con tu respiración y con cómo estás y lleva las manos a las caderas. Separa las piernas en una separación amplia, gira el pie izquierdo hacia dentro y el pie derecho hacia la derecha. Observa que los pies estén bien apoyados en el suelo, el peso repartido entre ambas piernas, el muslo derecho gira hacia fuera, y alarga la columna. Con la exhalación, desplaza la pelvis ligeramente hacia la izquierda, extendiendo a la vez la pierna derecha. Extiende el brazo derecho paralelo al suelo, y al exhalar inclina el tronco desde la cadera hacia tu derecha, como si quisieras alcanzar con tu mano la pared que tienes a la derecha. A continuación, coloca la mano derecha en la espinilla o en una silla.

Utthita Trikonasana

Extiende el brazo izquierdo en línea con el brazo derecho o mantenlo en la cadera.

Mantén unas 4 respiraciones.

Para salir de la postura, dobla la rodilla derecha y con una inspiración sube el tronco a la posición inicial. Cambia de lado.

● Ajustes

Si hay tensión en cuello y hombros, mantén la mano en la cadera en lugar de extender el brazo hacia el techo. La mirada puede ir al frente o hacia el pie en caso de tensión en el cuello. No hace falta estirar del todo la pierna frontal. Si hay tensión en la parte baja de la espalda dobla ligeramente esa rodilla.

● Beneficios

Mejora la postura en general y crea espacio en los costados para una respiración más amplia, contribuyendo a reducir los niveles de ansiedad. Tonifica los órganos mejorando su funcionamiento. Fortalece las piernas, se estira la musculatura posterior de la pierna. Además, ayuda en caso de calambres.

ARDHA CHANDRASANA, la postura de la media luna

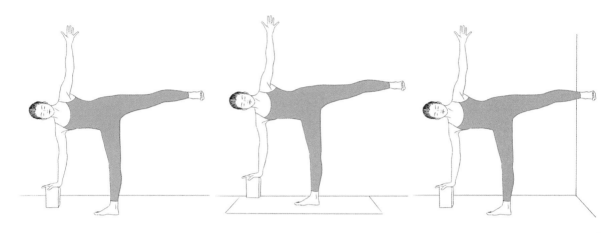

Entra en Uttanasana con los bloques colocados debajo de las manos. Alarga la columna hacia delante. Dobla ligramente la rodilla derecha y levanta la pierna izquierda hacia atrás y gira los dedos del pie izquierdo hacia la izquierda.

Ardha Chandrasana

Para y sigue respirando de forma consciente. Ahora coloca las yemas de los dedos de la mano izquierda en el bloque y abre ligeramente el tronco a la izquierda y observa como te sientes. Sigue alargando la columna hacia delante y mantén la pierna izquierda activa. A continuación puedes colocar la mano izquierda en la cadera izquierda y girar el tronco completamente hacia tu izquierda o puedes incluso extender el brazo izquierdo hacia el techo, quédate aquí unas respiraciones sintiendo la expansion en el vientre y el tronco.

● Ajustes

Para más estabilidad puedes practicar esta postura apoyada con la espalda contra la pared. Ten en cuenta que entre el pie de apoyo y la pared quedará un hueco de aproximadamente 15 cm. Practicarla así es muy beneficioso cuando tenemos tensión en la zona abdominopélvica o cuando estamos más cansados.

Otra opción es colocar la planta del pie de la pierna posterior en la pared, con el pie paralelo al suelo.

Ciclos / Transiciones

● Beneficios

Esta postura es excelente para aliviar tensión en el vientre, aumentando la circulación en la zona de la pelvis y el abdomen. Además, favorece una mayor apertura en el pecho, ampliando la respiración.

PARSVOTTANASANA

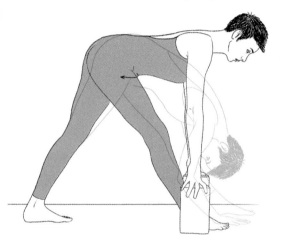

Parsvottanasana

Para esta postura es aconsejable tener dos bloques a cada lado del pie o una silla preparada delante los pies.

Colócate en Tadasana, conecta con tu respiración y observa cómo estás. Coloca las manos en las caderas. Lleva el pie izquierdo hacia atrás con un paso largo y apoya el talón en el suelo. Comprueba que los pies estén colocados cada uno en su «carril» y que las caderas miren hacia delante. Conecta con tu respiración y con una exhalación baja el tronco desde las caderas con la columna larga, y coloca la yemas de los dedos en los bloques o en la silla, ejerciendo una suave presión con las manos. Alarga la columna hacia delante y hacia arriba. Mantén aquí unas 4 respiraciones. Para ir a la siguiente fase de Parsvotansana dobla los codos, ábrelos ligeramente hacia los lados y baja el tronco hacia la pierna frontal. Mantén unas 4 respiraciones. Para salir vuelve a estirar la columna hacia delante, estira los codos, dobla ligeramente la rodilla frontal, coloca las manos en las caderas, asegúrate de abrazar con los órganos la columna e incorpórate. Lleva de un paso el pie posterior hacia delante, observa cómo estás y después cambia de lado.

● Ajustes

Mantén la cabeza en línea con la columna: no dejes que la cabeza caiga ni que se incorpore. No dejes que los órganos se suelten hacia el suelo mantenlos abrazados a la columna. Si te molesta detrás de la rodilla frontal o si notas que la columna se redondea flexiona la rodilla frontal.

● Beneficios

Estira la musculatura posterior de la pierna, tonifica el abdomen y mejora el funcionamiento de los órganos. Mejora la postura en general y contribuye a aliviar la tensión nerviosa.

PARIVRTTA TRIKONASANA

Para esta postura es aconsejable tener un bloque a cada lado del pie o una silla preparada delante los pies.

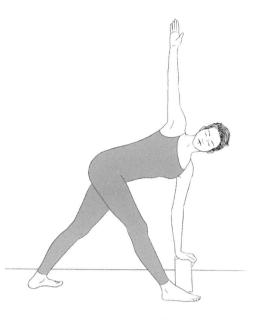

Parivrtta
Trikonasana

Colócate en Tadasana, conecta con tu respiración y observa cómo estás. Coloca las manos en las caderas. Lleva el pie izquierdo hacia atrás con un paso largo y apoya el talón en el suelo. Comprueba que los pies estén colocados cada uno en su «carril» y que las caderas miren hacia delante. Conecta con tu respiración y con una exhalación baja el tronco con la columna larga, y coloca la yemas de los dedos en los bloques o en la silla, ejerciendo una suave presión con las manos. Alarga la columna hacia delante y hacia arriba.

Mantén la mano izquierda en su bloque o en la silla y acércala ligeramente más hacia la cara interna del pie derecho. Con una exhalación comienza a girar el costado izquierdo hacia la derecha, intentando mirar con los hombros hacia tu derecha. Si no te molesta en el hombro, estira el brazo derecho en línea con el brazo izquierdo para crear más espacio entre los omóplatos. Mantén la torsión unas 4 respiraciones. Con una exhalación, vuelve hacia el centro.

Para salir vuelve a estirar la columna hacia delante, dobla ligeramente la rodilla frontal, coloca las manos en las caderas, asegúrate de abrazar con los órganos la columna e incorpórate. Lleva de un paso el pie posterior hacia delante, observa cómo estás y después cambia de lado.

● Ajustes

No empieces el giro con la cabeza. Es el costado el que gira y la cabeza únicamente sigue. Si sientes molestias detrás de la rodilla frontal, dóblala ligeramente.

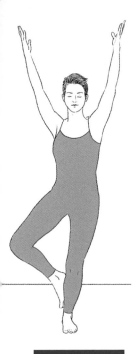

Vrksasana, postura del árbol

● Beneficios

Se estira la musculatura posterior de la pierna, se tonifican los órganos abdominales, el hígado y los riñones; se estimula la digestión y la circulación y contribuye a una mejor eliminación. Mejora el equilibrio y la concentración.

VRKSASANA, postura del árbol

Colócate en Tadasana y fija la vista en un punto delante tuyo sin tensar la cara. Pon las manos en las caderas. Siente la planta del pie izquierdo conectada con el suelo. Dobla la rodilla derecha y gira la pierna hacia fuera. Coloca el talón derecho en contacto con el tobillo izquierdo. Si te sientes suficientemente estable, puedes colocar la planta del pie derecho en la cara interna del gemelo izquierdo o en la cara interna del muslo izquierdo. Recuerda que cada día estamos de forma diferente, así que no siempre tienes que colocar el pie en la misma posición. Independientemente de donde hayas colocado el pie derecho busca un ligero empuje de la planta del pie derecho hacia la pierna izquierda, y viceversa. Extiende los brazos en cruz, gira las palmas de las manos hacia el techo y estira los brazos hacia el techo. Mantén unas 3-4 respiraciones y a continuación cambia de lado.

● Ajustes

No te recuestes sobre la cadera de la pierna de soporte, alarga la cara interna de la pierna de soporte. Si te cuesta mantener el equilibrio, acércate a una pared y coloca la mano como referencia en la pared. Si notas tensión en los hombros deja las manos en las caderas o estíralas en cruz.

● Beneficios

Esta postura fortalece los tobillos, las piernas y la musculatura del núcleo central. Promueve el sentido del equilibrio y fortalece los huesos. Mejora la postura en general y la concentración.

SALAMBA BHUJANGASANA

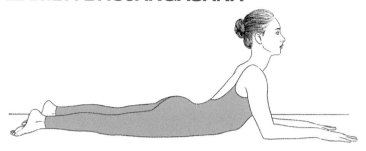

Salamba
Bhujangasana

Túmbate boca abajo. Coloca los antebrazos en el suelo con los codos situados debajo de los hombros. Separa los pies aproximadamente algo más que a distancia de caderas. Si sientes que para la parte baja de la espalda te viene mejor una separación mayor o menor, siéntete libre de adoptarla. Activa las piernas y los antebrazos en el suelo. El pecho se va alejando del suelo y se abre hacia delante.

Mantén unas 4 respiraciones y después descansa boca abajo observando el efecto de la postura.

● Ajustes

Siente la acción de los antebrazos no solo hacia el suelo, sino también hacia los lados, como si quisieras alejar un antebrazo del otro. Más que de elevar la columna se trata de alargarla hacia delante.

● Beneficios

Esta postura expande la caja torácica, los órganos se estiran, los riñones se tonifican, se crea espacio entre las vértebras en su cara frontal y se fortalece la musculatura de la espalda.

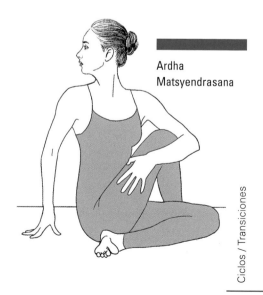

Ardha
Matsyendrasana

ARDHA MATSYENDRASANA

Siéntate en la esterilla y dobla la rodilla izquierda, cruza la pierna derecha por encima de la rodilla izquierda y coloca la planta del pie derecho en el suelo. Coloca las manos en la espinilla, estira la columna y conecta con la respiración. Estira el brazo derecho hacia el techo y con una exhalación gira el costado izquierdo hacia la derecha y coloca las yemas de la mano derecha en el suelo. Abraza con el brazo izquierdo la pierna derecha. Trata de sentir la planta del pie derecho activa en el suelo y también el canto del pie izquierdo. Quédate aquí unas 3-4 respiraciones. Con una exhalación vuelve a girar al frente y cambia de lado.

● Ajustes

Si te molesta la ingle derecha (cuando es la pierna derecha la que cruza encima de la izquierda), puedes llevar el pie derecho más hacia tu derecha. Busca una acción del brazo que abraza el muslo hacia el muslo y del muslo hacia ese brazo. Esa acción te permitirá estirar más la parte externa de la cadera. También aquí no es la cabeza la que empieza el giro, sino el costado, la cabeza únicamente sigue.

● Beneficios

Se tonifica la columna, el pecho se abre y los órganos reciben un mensaje.

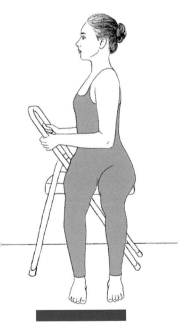

Bharadvajasana
con silla

BHARADVAJASANA con silla

Coloca una silla en el centro de la esterilla. Siéntate con el respaldo a tu derecha, los pies paralelos separados mínimo a la anchura de las caderas. Coloca las manos en el respaldo, conecta con tu respiración. Alarga la columna, alarga el vientre y mantén los órganos abrazados a la columna. Con una exhalación lleva tu costado izquierdo hacia la derecha, los hombros también giran hacia el respaldo y si el cuello no molesta la cabeza girará hacia el hombro derecho. Los pies buscan el suelo y la cabeza el techo. Mantén unas 3-4 respiraciones y después cambia de lado.

● Ajustes

En las torsiones no es la cabeza la que empieza el giro, la cabeza sigue la columna. Si giras hacia la derecha, notarás que la rodilla izquierda se adelantará con respecto a la rodilla para poder mantener la integridad de la pelvis.

● Beneficios

Se revitalizan órganos y la columna, mejorando la postura y aliviando molestias de la espalda.

SUPTA PADANGUSTHASANA I

Para esta postura necesitas un cinturón y estar cerca de una pared. Coloca el borde corto de la esterilla contra la pared. Túmbate boca arriba en la esterilla y estira las piernas de tal forma que las plantas de los pies estén en contacto con la pared. A continuación pasa el cinturón por la base de los dedos del pie derecho y agarra con cada mano un lado del cinturón. Estira la pierna derecha hacia el techo. Los codos están ligeramente doblados, pero no apoyados en el suelo. La pierna izquierda se mantiene estirada hacia delante empujando la pared. Mantén en la postura varias respiraciones y después cambia de lado.

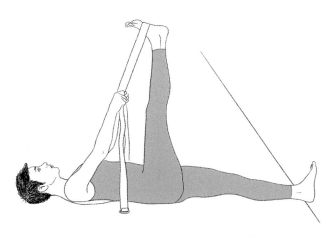

Supta
Padangusthasana I

● Ajustes

Mantén las dos piernas activas prestando atención a que los hombros no se tensen. No hace falta estirar del todo la pierna hacia el techo. No tires del cinturón. Aleja la cadera de la pierna estirada hacia el techo de las costillas inferiores. De esta forma se alargará el costado y se crea espacio en la parte baja de la espalda.

● Beneficios

Con esta postura se alivian molestias en la parte baja de la espalda, creando espacio en la pelvis y el vientre se alarga tonificando los órganos. Reduce tensión en la parte posterior del muslo.

SUPTA PADANGUSTHASANA II

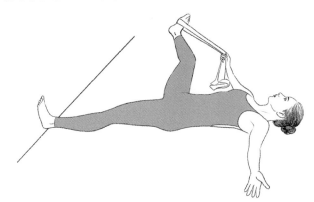

Supta
Padangusthasana II

Para esta postura necesitas un cinturón y estar cerca de una pared.
Coloca el borde corto de la esterilla contra la pared. Túmbate boca arriba
en la esterilla y estira las piernas de tal forma que las plantas de los pies
estén en contacto con la pared. A continuación pasa el cinturón por la
base de los dedos del pie derecho y agarra con cada mano un lado del
cinturón. Estira la pierna derecha hacia el techo. Los codos están ligeramente doblados, pero no apoyados en el suelo. La pierna izquierda se
mantiene estirada hacia delante empujando la pared. Coge el cinturón
con la mano derecha y deja el brazo izquierdo al lado del tronco. Dobla
ligeramente la rodilla derecha, gira el muslo hacia fuera y abre la pierna hacia la derecha, apoyando el codo derecho en el suelo. Mantén la
pierna izquierda activa alargándola hacia delante. Quédate aquí varias
respiraciones. Para salir vuelve con la pierna derecha a la vertical, después cambia de lado.

● Ajustes

No dejes que la cadera se vuelque hacia un lado; para evitarlo, mantén
la pierna estirada en el suelo activa y dobla ligeramente la otra pierna.
Asegúrate de que no se tensen los hombros ni el cuello.

● Beneficios

Esta postura es beneficiosa para los órganos reproductivos, ya que
los tonifica, ayuda a aliviar la tensión abdominal y a tonificar el suelo
pélvico.

SETU BANDHASANA

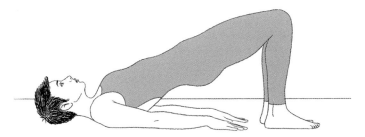

Setu Bandhasana

Túmbate boca arriba con las piernas flexionadas y las plantas de los pies apoyadas en el suelo. Separa los pies a la anchura de las caderas y coloca los brazos en el suelo a lo largo del cuerpo. Lleva la atención a los pies y trata de sentir toda la planta del pie en contacto con el suelo. Conecta con tu respiración y cuando estés lista levanta con una exhalación la pelvis del suelo. Los hombros buscan el suelo, y el pecho se acerca a la barbilla. Mantén con la pelvis elevada durante unas 4-5 inspiraciones y al exhalar baja la pelvis y busca una posición neutral para la columna.

● Ajustes

Mantén los pies activos como si quisieras desplazarlos hacia delante sin hacerlo. Trata de sentir también el apoyo de los hombros en el suelo.

● Beneficios

Esta postura elimina tensión en la zona de los hombros. Se estiran las ingles y los flexores de la cadera. Debido a la suave inversión hay más aporte sanguíneo a la zona del cuello y de la cabeza, recargando las glándulas y calmando el sistema nervioso.

SETU BANDHASANA con bloque

Coloca uno o dos bloques al lado de la esterilla y túmbate boca arriba con las piernas flexionadas y las plantas de los pies en el suelo. Coge uno o dos bloques y colócalos debajo del sacro. Es importante que estés cómoda, así que regula la altura según cómo te sientas. Puede que quieras forrar el bloque con una manta o toalla. Mantén los pies con una ligera acción hacia el suelo, los muslos con una ligera tracción hacia

Ciclos / Transiciones

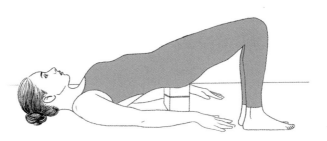

Setu Bandhasana
con bloque

delante y quédate aquí unas respiraciones, observando cómo internamente van cambiando las sensaciones, siempre utilizando tu respiración
como punto de referencia.

El postparto es una época muy especial, donde alternamos
momentos de gran dulzura con momentos de gran intensidad.

● Ajustes

No acerques la barbilla hacia el pecho, es el pecho el que se acerca a
la barbilla.

● Beneficios

Hay un mayor aporte sanguíneo a la garganta y el cerebro, y favorece
que las glándulas se recarguen y se calme el sistema nervioso. Crea
espacio en la zona de la pelvis y el psoas se estira; al ser una inversión
suave los órganos se tonifican y se favorece la eliminación de toxinas.

PIERNAS EN PARED

Para esta postura necesitas una pared. Es una
postura muy sencilla con muchos beneficios. Para
entrar en la postura, siéntate con las nalgas cerca
de la pared. Desde aquí vete girando la espalda
hacia el suelo y eleva las piernas apoyándolas en
la pared. No hace falta que las nalgas estén apoyadas a la pared. Las piernas están estiradas pero
relajadas. Quédate en esta postura el tiempo que
quieras.

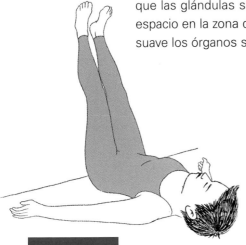

Piernas en pared

● Ajustes

Si las lumbares se acercan al suelo, aleja las nalgas de la pared. Si la cabeza va hacia atrás coloca una manta doblada debajo de la cabeza.

● Beneficios

Con esta postura se alivia el cansancio general, la inflamación o la hinchazón de las piernas y los pies, y las molestias de espalda se alivian.

VIPARITA KARANI

Para esta postura necesitarás un cojín (o varias mantas dobladas a lo largo) y una pared y puede ser que en algún caso una o dos mantas. Coloca el cojín paralelo a la pared dejando un espacio de unos 5 centímetros entre cojín y pared. Para entrar, siéntate en un extremo del cojín de costado a la pared. Rueda hacia atrás al mismo tiempo que subes las piernas por la pared. Al principio puede que no te resulte fácil entrar en esta postura y necesites practicar entrar y salir varias veces, alejar o acercar el cojín de la pared antes de encontrar la distancia adecuada para ti con respecto a la pared. Por los beneficios que tiene la postura merece la pena probar.

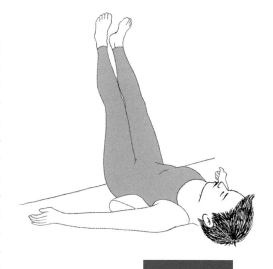

Viparita Karani

Una vez en la postura la parte baja de la espalda está en el cojín y las costillas inferiores también. De esta manera se forma un suave arco en la parte alta de la espalda. Deja los brazos al lado del tronco abiertos hacia los lados. Conecta con tu respiración, obsérvala y disfruta de la sensación progresiva de la mente y el cuerpo que se aquieten.

● Ajustes

Evita la postura si sientes presión en la cabeza. El propósito de la postura no es el de estirar las piernas, así que si notas tirantez detrás de las piernas aléjate de la pared.

● Beneficios

Con esta postura se reducen los niveles de estrés y la mente se aquieta. El corazón y los pulmones se tonifican. Proporciona alivio para las varices y las piernas hinchadas.

SAVASANA

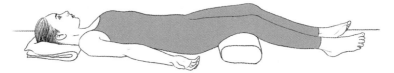

Savasana

Puede que a veces pensemos que no tenemos tiempo o que no sea tan importante practicar Savasana. Pero no es así, es una postura muy importante y cuanto más pensamos que no tenemos tiempo para practicarla más necesitamos practicarla.

Savasana suele ser la postura final de una sesión de yoga, pero también está indicada para practicarla de forma aislada. Al final de la práctica de asanas, Savasana te permite integrar todo lo trabajado.

Túmbate boca arriba en la esterilla. Asegúrate de no pasar frío. Conecta con la respiración y suelta el peso de todo el cuerpo hacia el suelo. Relaja las mandíbulas y los ojos. Deja que las piernas se suelten y a lo mejor giren hacia fuera. Relaja los brazos y deja que los dedos de las manos se redondeen. Nota la piel de la cara y relájala. Observa cómo el proceso sigue y siempre hay algo más que se puede soltar. Quédate por lo menos unos 10 minutos.

● Ajustes

Puedes colocar un soporte debajo de las rodillas y un soporte debajo de la cabeza si te resulta más cómodo, o puedes incluso colocar las piernas en una silla. Asegúrate de estar realmente cómoda.

● Beneficios

Savasana es muy importante y te recomiendo no saltártela. La postura permite que cuerpo y mente asimilen la práctica realizada, que descanses y te regeneres. Tiene un efecto profundo en el sistema nervioso creando equilibrio interno y regulando la respiración.

LA MATERNIDAD
Y LA CONCILIACIÓN

La maternidad es un periodo de gran intensidad. Todo el cuidado está volcado en los demás: los niños pequeños necesitan brazos, los intermedios explorar con nosotras al lado, los adolescentes más mimos y atención de lo previsto y, además, puede que tengamos una pareja que también necesitará de nuestra atención… ¡resulta casi imposible encontrar el tiempo y el espacio físico y mental para cuidar de una misma!

Creo que más de una lectora coincidirá conmigo en que la maternidad a ratos puede ser abrumadora y su conciliación con la vida profesional un desafío constante con un nivel de autoexigencia extremadamente elevado: queremos ser las madres perfectas y mostrar en el trabajo que también podemos seguir el ritmo marcado casi siempre por una cultura masculina, que en muy raras ocasiones tiene en cuenta la maternidad en un sentido práctico. Conciliar no es solamente una cuestión de cada mujer, de organizarnos, etc., sino implica también una participación social mucho más amplia sobre la cual podemos intervenir de forma limitada. Es en esa parte individual de cada mujer en la que tenemos más poder y es justamente aquí donde el yoga nos puede ayudar.

La autoexigencia por lo general no surge del cuerpo, surge de la mente, de los pensamientos, y es muy difícil reducir esos niveles de autoexigencia desde la mente y los pensamientos: es necesario conectar con el cuerpo y sentir.

Nuestras emociones, nuestros pensamientos y nuestra actitud se reflejan en el cuerpo y este es muy sabio y nos va mandando mensajes, en forma de tensión, contracturas, dolencias, fatiga, ansiedad, dolores de espalda, etc. Muchas veces no le hacemos caso, pero escuchar nuestro cuerpo casi siempre nos ayudará a llevar esta etapa con más serenidad y a disfrutar de lo que estamos haciendo.

¿Cómo empezamos si nos resulta casi imposible encontrar el tiempo para leer, ir a la peluquería, etc.? Lo mejor es definir un propósito realista, algo que podamos hacer durante una o dos semanas. Y si son 5 minutos diarios los que tenemos a disposición cada día, siempre es mejor que nada. Aún así notaréis la diferencia y a partir de ahí lo más probable es que seáis vosotras mismas las que queráis alargar el tiempo o incluso encontrar una profesora/profesor que os guíe en la práctica.

Al final del libro tendréis una sección con indicaciones para secuencias más cortas o más largas, según el tiempo del que dispongáis para así preparar vuestra rutina semanal. A lo mejor un día solo tenéis tiempo para una postura, en ese caso os recomiendo Savasana u otra de las posturas pasivas para dar a todo el organismo el tiempo de «resetearse».

Si tenemos hijos, una buena idea es practicar yoga junto con ellos, aunque sean solo 10 minutos; nos ayudará no solo con la espalda, también con la introducción del hábito de la práctica de yoga en familia y tendremos otra forma de pasar un buen rato con nuestros hijos. No pondremos la misma atención que cuando practicamos solas, pero os hará sentir bien y ayudará a crear más conexión con los otros miembros de la familia y a desarrollar conciencia corporal. Dejaos llevar por vuestra fantasía asociando la posturas a animales, incluyendo sonidos u otros elementos de la naturaleza, objetos, etc. Podéis incluso introducir juegos del tipo «1,2, 3 ¡stop! y todos a hacer la postura del perro boca abajo». La fantasía de los niños con la posturas de yoga no tiene límites.

Otra herramienta que tenemos muy a mano es nuestra respiración. Cuando no tenemos tiempo de hablar con nuestra mejor amiga para desahogarnos podemos recurrir a la respiración, que es como nuestra mejor amiga: siempre está allí, dispuesta a hacernos sentir mejor. Como hemos visto en el capítulo dedicado a la respiración, esta influye en todos nuestros sistemas y sobre todo en el sistema nervioso donde las respiraciones amplias estimulan el sistema nervioso parasimpático promoviendo un estado de calma que permite al organismo reequilibrarse.

Os propongo aquí un sencillo ejercicio de respiración que podemos aplicar en cualquier momento del día y durante el tiempo que tengamos dis-

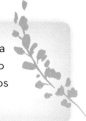

¿Cómo empezamos si nos resulta casi imposible encontrar el tiempo para leer, ir a la peluquería, etc.? Lo mejor es definir un propósito realista, algo que podamos hacer durante una o dos semanas. Y si son 5 minutos diarios los que tenemos a disposición cada día, siempre es mejor que nada.

ponible. Pueden ser 3 o 10 minutos. Alargaremos las exhalaciones de forma que las inspiraciones se harán más espontáneas y más amplias.

Trabajar sobre la exhalación es la mejor forma que tenemos para ampliar la respiración y crear un estado de calma. Si intentamos alargar directamente la inspiración cuando estamos algo agitadas, es probable que vayamos creando más tensión en hombros y cuello sin realmente mejorar nuestras respiración. ¡Así que la exhalación es nuestra mejor aliada!

> Trabajar sobre la exhalación es la mejor forma que tenemos para ampliar la respiración y crear un estado de calma. Si intentamos alargar directamente la inspiración cuando estamos algo agitadas, es probable que vayamos creando más tensión en hombros y cuello sin realmente mejorar nuestra respiración. ¡Así que la exhalación es nuestra mejor aliada!

REDUCIR LA ANSIEDAD ALARGANDO LA EXHALACIÓN

Para hacer este ejercicio puedes sentarte en una silla, o con las piernas cruzadas en el suelo con un soporte debajo de las nalgas. Lo importante es que la columna se pueda alargar, así que asegúrate de no recostarte en el respaldo. Si prefieres, te puedes tumbar en Savasana con el tronco ligeramente elevado. Haz cualquier pequeño ajuste para estar del todo cómoda. Asegúrate de que la ropa no te apriete y que durante el tiempo que estés haciendo este ejercicio nadie te interrumpa. Toma unos momentos para asentarte en la postura, observa cómo el cuerpo va respondiendo y lleva la atención a la respiración simplemente observándola, sin modificarla ni hacer nada más.

Intenta identificar la inspiración, la pequeña pausa después de la inspiración, la exhalación y la pequeña pausa después de la exhalación. Observa cómo este ciclo se repite una y otra vez. A continuación presta más atención a la exhalación, observando todo su recorrido, desde que empieza hasta que termina. Si te resulta más cómodo, puedes exhalar por la boca, prestando atención a no empujar el aire fuera ni a modificar la forma de la boca. Es probable que notes que la exhalación se va alargando ligeramente de forma natural. Poco a poco alarga la exhalación voluntariamente sin forzar, y podrás observar que las inspiraciones se hacen más espontáneas y más amplias. Puedes quedarte aquí el tiempo que quieras. Puede ser una buena idea poner un temporizador. Al terminar vuelve a tu respiración natural, observa la sensación en la caja torácica y si estás tumbada gírate sobre un costado y con la ayuda de la manos, incorpórate.

EL NÚCLEO CENTRAL

Hemos visto cómo la postura y la respiración van muy unidas: una postura estable con sostén proporciona las bases para una respiración amplia y sin restricciones. Una postura pobre sin sostén central tiene que buscar los apoyos compensando con otros músculos, y puede crear desequilibrio y molestias de espaldas.

Llevar la conciencia a nuestro núcleo central puede ser de gran ayuda para esa estabilidad física que se traduce también en estabilidad emocional y mental, ya que la zona abdomino-pélvica es un importante centro nervioso, regulado en gran parte por el sistema nervioso parasimpático. De hecho, ya con solo llevar la atención a nuestro centro se activa el sistema nervioso parasimpático: la respiración se suele hacer más calmada, favoreciendo así las funciones de digestión, asimilación y eliminación.

La musculatura abdominal

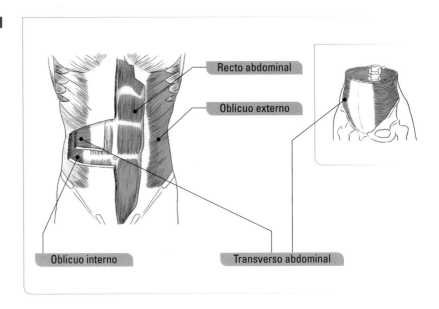

Recto abdominal

Oblicuo externo

Oblicuo interno

Transverso abdominal

La musculatura que forma el núcleo central no se reduce, como habitualmente pensamos, a nuestra musculatura abdominal. Incluye también el diafragma en la parte superior (seguimos con la importancia de la respiración), el psoas, que conecta la parte posterior con la anterior, la musculatura paravertebral (los multífidos) por detrás, el transverso abdominal (el músculo más profundo de los abdominales) por delante y en la parte inferior el suelo pélvico.

Es importante tomar consciencia de que estos músculos no trabajan por separado, sino en conjunto. Si trabajamos la musculatura abdominal con los ejercicios abdominales de antaño trabajaremos sobre la capa superficial de los abdominales (el recto abdominal —la tableta de chocolate) y terminaremos debilitando nuestro centro, ejerciendo presión sobre el suelo pélvico, sin crear un núcleo que nos proporcione estabilidad y libertad de movimiento.

SECUENCIA PARA CONECTAR CON EL NÚCLEO CENTRAL ...

Con las posturas de este apartado podréis diseñar una secuencia diaria que os ayudará a conectar con vuestro núcleo, a ir fortaleciéndolo progresivamente y a integrarlo en la práctica de asanas y en vuestras actividades diarias. Os recomiendo empezar y terminar siempre en Reposo Constructivo para observar cómo estáis y valorar cuánto esfuerzo invertir en cada ejercicio. Cada día estamos de una forma diferente y habrá días que nos sentará bien trabajar con más esfuerzo y otros días nos sentará mejor trabajar con menos esfuerzo. Es muy importante no olvidar que aunque queremos trabajar con esfuerzo no queremos trabajar con tensión. Aunque siempre queremos trabajar con atención y consciencia. Trabajar de esta forma nos permitirá darnos cuenta de cuándo, por ejemplo, tiramos de la lumbares en vez de trabajar desde el centro y escoger la variante que mejor se adapte a cómo estemos en ese momento.

REPOSO CONSTRUCTIVO

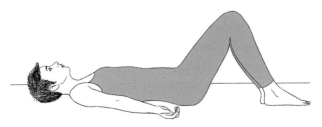

Túmbate boca arriba con las rodillas flexionadas y la columna en posición neutral. Observa cómo se reparte el peso en el sacro y en general entre lado derecho y el lado izquierdo y cómo tu cuerpo responde al suelo. Conecta con tu respiración, con cómo el aire entra y sale y toma nota de las sensaciones que van surgiendo. Los pies pueden estar separados a distancia de caderas o bien separadas algo más con la rodillas juntas.

Después de unas respiraciones en esta postura lleva la atención a la exhalación —puedes exhalar por la boca si te resulta cómodo— y alargada ligeramente notando cómo hacia el final de la exhalación se activa la faja abdominal desde las vértebras hacia delante, acercando así suavemente los órganos hacia la columna.

● Ajustes

Asegúrate de que las lumbares no estén aplanadas en el suelo ni demasiado arqueadas, trata de apoyarte en la parte central del sacro. Si la barbilla apunta hacia atrás coloca una manta u otro soporte debajo de la cabeza.

● Beneficios

Esta postura es una oportunidad para recargar cuerpo y mente, para aliviar tensiones en la columna, y para crear equilibrio. Está muy indicada para empezar la práctica, ya que podemos recoger información sobre cómo estamos para así adaptar la intensidad y el esfuerzo. En la postura de reposo constructivo es importante no tener prisa, los cambios ocurren progresivamente. Quizá al principio parezca que no esté ocurriendo nada, pero al cabo de unos minutos puede que te lleves un sorpresa.

Si tienes poco tiempo, esta postura la puedes practicar aisladamente.

ARDHA SUPTA TADASANA

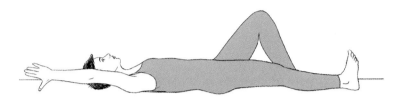

Ardha Supta
Tadasana

Túmbate en la postura de reposo constructivo, conecta con tu respiración y observa las sensaciones que van surgiendo. Lleva la atención a la planta del pie izquierdo y actívalo hacia el suelo. Estira el brazo derecho hacia el techo y con una exhalación llévalo hacia atrás. Puede que el pulgar llegue al suelo, los demás dedos buscan la pared de atrás. Observa cómo la acción del pie izquierdo estabiliza la pelvis y activa la parte profunda del abdomen. Ahora estira la pierna derecha hacia delante con los dedos del pie apuntando hacia el techo y la pierna activa. Trata de estirar ese lado derecho al ritmo de la respiración. Con la exhalación acentúa el estiramiento, activando el brazo derecho hacia atrás, la pierna derecha hacia delante y la planta del pie izquierdo hacia el suelo y con la inspiración afloja esa tracción. Mantén aquí varias respiraciones. Para salir de la postura, dobla la rodilla derecha y coloca la planta del pie en el suelo y con una exhalación lleva el brazo derecho al lado del tronco. Observa si notas alguna diferencia entre el lado derecho y el lado izquierdo.

● Ajustes

Mantén la planta del pie que está en el suelo activa durante toda la postura. Si al estirar el brazo, la mano no llega al suelo, no importa, no lo fuerces. Ten cuidado de que las costillas inferiores no se disparen hacia el techo.

● Beneficios

Trabajar con el ritmo de la respiración le da tiempo a los músculos a prepararse para el estiramiento. Es una buena postura para tomar conciencia de la musculatura profunda abdominal y contribuye a equilibrar los dos lados del cuerpo.

TRABAJO ABDOMINAL desde reposo constructivo

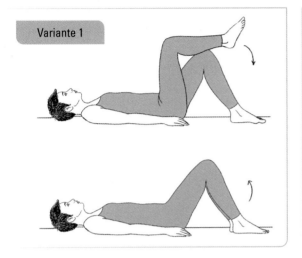

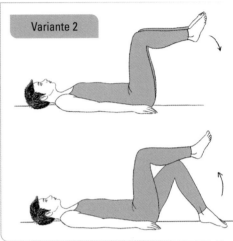

Trabajo abdominal

● Variante 1

Túmbate en reposo constructivo, busca tu columna neutral y observa cómo estás. Lleva la atención a la zona del ombligo, por delante, por detrás y alrededor, trata de visualizar un ombligo muy grande. Mantén la planta del pie izquierdo activa hacia el suelo y eleva la espinilla derecha paralela al suelo. Conecta con tu respiración, observa cómo con la exhalación se activa la «faja» abdominal y el suelo pélvico. Cuando estés lista baja con una exhalación el pie derecho hacia el suelo, sin modificar las curvas de la columna. Con la inspiración vuelve a subir la espinilla paralela al suelo. Repite con la misma pierna unas 4 veces y después cambia de pierna.

● Variante 2

Para esta variante levanta las dos espinillas paralelas al suelo. Sigue manteniendo la columna neutral y con la exhalación baja el pie derecho hacia el suelo, con la inspiración sube otra vez la pierna. Con la siguiente exhalación baja la pierna izquierda y sigue alternando. Recuerda de activar también el suelo pélvico con la exhalación. Repite unas 4 veces en cada lado.

Finalmente, acerca las rodillas al pecho y estira los brazos hacia atrás para alargar el vientre.

● Ajustes

En ambas variantes no hace falta que el pie baje del todo al suelo. Si notas que las lumbares se modifican, baja un poco menos. Con el tiempo verás que la musculatura profunda del abdomen (el transverso abdominal) se fortalecerá y podrás bajar más de forma segura.

● Beneficios

Se fortalece el núcleo central —musculatura profunda del abdomen, musculatura de la espalda, suelo pélvico—, ayudando a aliviar molestias de la espalda a largo plazo y crear más estabilidad.

CUADRUPEDIA: redondear y abrir

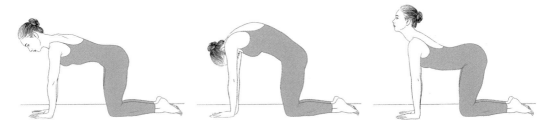

Colócate en cuadrupedia, separa las manos a la anchura de los hombros, las rodillas a la anchura de las caderas. Busca una postura neutral para la columna con la cabeza en línea con ella.

Cuadrupedia: redondear y abrir

Lleva la atención a la pelvis y con la exhalación empieza a redondear la columna desde la pelvis: cuando empieza la exhalación acerca el pubis al ombligo, recoge el suelo pélvico, la columna seguirá el movimiento de la pelvis y se irá redondeando. Al redondear la musculatura profunda del abdomen se recoge. Por último, la barbilla se acercará hacia el pecho. Con la inspiración haz el movimiento contrario, siempre empezando desde la pelvis: el pubis se irá alejando del ombligo, el abdomen y el suelo pélvico se estiran y toda la columna se irá arqueando, abriendo y estirando toda la parte frontal del cuerpo.

Repite este movimiento coordinando con la respiración varias veces con la idea de hidratar internamente la columna, las articulaciones y los órganos.

● Ajustes

Lleva la acción a los empeines, y busca con ellos el suelo. Separa los dedos de las manos y siente la palma de la mano activa en el suelo. Cuando abras el pecho no tires del cuello. La cabeza sigue el movimiento de la columna pero no inicia el movimiento. El movimiento se inicia siempre en la pelvis.

● Beneficios

Se moviliza toda la columna, se crea espacio entre las vértebras, las caderas y los hombros se lubrican y los órganos se tonifican.

Esta postura la puedes hacer en cualquier momento, incluso de forma aislada cuando no tienes tiempo de hacer algo más. Recuerda que es mejor hacer 5 minutos de forma consciente, con toda la atención centrada en lo que haces, que no hacer nada.

MEDIO PLANO INCLINADO

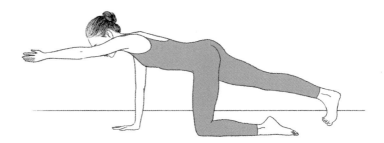

Medio plano
inclinado

Colócate en cuadrupedia y toma un momento para conectar con tu respiración y tu centro. Estira la pierna derecha hacia atrás y coloca los dedos del pie en el suelo. Activa el muslo y busca con el talón derecho la pared de atrás al mismo tiempo que la punta de la cabeza busca la pared de delante. Mantén los órganos abdominales abrazados a la columna. Puedes mantener aquí o puedes estirar el brazo opuesto hacia delante con la palma de la mano girada hacia dentro. Mantén unas 4 respiraciones y trata de que cada exhalación te ayude a alargar vientre y columna y con la inspiración afloja ligeramente. Después cambia de la lado.

● Ajustes

No dejes que el contenido abdominal se suelte hacia el suelo, mantenlo abrazado a la columna. Presta atención de que la cabeza no caiga, ya que sigue la línea de la columna.

● Beneficios

Se fortalece la musculatura profunda abdominal y la musculatura de la espalda. Contribuye a mejorar el equilibrio.

PLANO INCLINADO

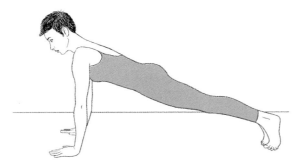

Plano inclinado

Colócate en cuadrupedia y toma un momento para conectar con tu respiración y tu centro. Estira la pierna derecha hacia atrás y coloca los dedos del pie en el suelo. Mantén la pierna derecha muy activa y con una exhalación estira también la pierna izquierda hacia atrás. Mantén las dos piernas activas, tira ligeramente de los talones hacia atrás y de la punta de la cabeza hacia delante. Mantén entre 2 y 4 respiraciones y después descansa en el embrión.

● Ajustes

Mantén la cabeza en línea con la columna, no dejes que caiga. Abraza con los órganos la columna para así activar la musculatura abdominal profunda. Los muslos se mantienen activos en todo momento con los talones buscando la pared de atrás.

● Beneficios

Se fortalece la musculatura de brazos y hombros, la musculatura profunda abdominal y la musculatura de las piernas.

SETU BANDHASANA

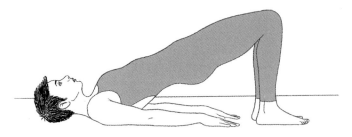

Setu Bandhasana

Túmbate boca arriba con las piernas flexionadas y las plantas de los pies apoyadas en el suelo. Separa los pies a la anchura de las caderas y coloca los brazos en el suelo a lo largo del cuerpo. Lleva la atención a los pies y trata de sentir toda la planta del pie en contacto con el suelo. Conecta con tu respiración y cuando estés lista levanta con una exhalación la pelvis del suelo. Los hombros buscan el suelo y el pecho se acerca a la barbilla. Mantén con la pelvis elevada durante unas 4-5 inspiraciones y al exhalar baja la pelvis y busca una posición neutral para la columna.

● Ajustes

Mantén los pies activos como si quisieras desplazarlos hacia delante sin hacerlo. Trata de sentir también el apoyo de los hombros en el suelo. No es la barbilla la que se acerca al pecho, sino el pecho a la barbilla.

● Beneficios

Esta postura quita tensión en la zona de los hombros. Se estiran las ingles y los flexores de la cadera. Debido a la suave inversión hay más aporte sanguíneo a la zona del cuello y de la cabeza recargando las glándulas y calmando el sistema nervioso.

JATHARA PARIVARTANSANA

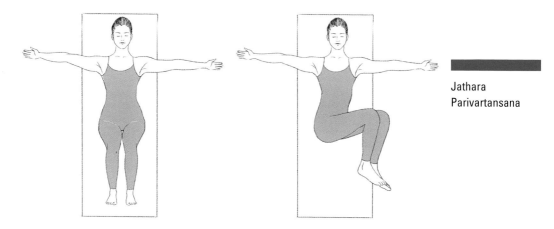

Jathara
Parivartansana

Túmbate en reposo constructivo, busca tu columna neutral y observa cómo estás. Lleva la atención a la zona del ombligo, por delante, por detrás y alrededor, trata de visualizar un ombligo muy grande. Coloca los brazos en cruz con las palmas de la manos giradas hacia el techo. Acerca las rodillas hacia el pecho; con una exhalación lleva las rodillas hacia tu derecha sin llegar al suelo, mantén allí con la inspiración, y con la exhalación sube otra vez hacia el centro. Con la siguiente exhalación lleva las rodillas hacia la izquierda de la misma forma. Repite unas 4 veces a cada lado y después lleva las rodillas hacia el pecho. Estira los brazos hacia el techo y exhalando lleva los brazos por encima de la cabeza hacia atrás alargando el vientre.

● Ajustes

Mantén en todo momento el ombligo frontal y el ombligo posterior unidos. Observa cómo con la exhalación se recoge también el suelo pélvico. Es mejor bajar poco de forma segura que bajar mucho y tirar de las lumbares o tensar el cuello.

● Beneficios

Se tonifican los órganos y se fortalece la musculatura profunda abdominal, especialmente los oblicuos internos y externos.

LA TRANSICIÓN HACIA LA MENOPAUSIA

EL CLIMATERIO Y LA MENOPAUSIA

La menopausia es un proceso fisiológico, a menudo malentendido en nuestra sociedad ya que realmente es una oportunidad para que las mujeres florezcamos plenamente.

Con la menopausia nos referimos al período en que cesa la menstruación, la función ovárica va disminuyendo hasta cesar por completo y la producción de estrógenos y progesterona va disminuyendo. La menopausia es un cambio a nivel celular, una metamorfosis.

La doctora Christiane Northrup dice que la menopausia es una de la mayores oportunidades de crecimiento y de empoderamiento de nuestra vida adulta, ya que tenemos a nuestra disposición casi tanta energía como en la adolescencia. De hecho, muchas mujeres así lo confirman y dicen sentirse más confiadas y con más energía que nunca.

Antes, durante y después de la menopausia —el climaterio— hay un cambio interno que nos acerca más a la autoescucha y nos aleja de los dictámenes de la sociedad. Hay quien llama al climaterio 'la segunda pubertad'.

¡La palabra *menopausia* no tiene nada que ver con «menos»!

Viene del griego: *mens* que significa «mes» y *pausi* «interrupción». Realmente tiene mucho más que ver con la palabra *más* que con *menos*: somos más sabias, sabemos más lo que queremos y lo que no queremos.

Se puede dividir en 3 etapas:

- la perimenopausia/premenopausia
- la menopausia
- la postmenopausia

● Perimenopausia

Los cambios hormonales que llevan a la menopausia pueden empezar cuando todavía tenemos sangrados regulares y puede durar hasta quince años, aunque lo más frecuente es que esta etapa dure alrededor de cinco años. Las menstruaciones pueden hacerse más frecuentes, más abundantes, más largas. Se puede decir que la glándula pituitaria y los ovarios llevan a cabo un baile, cada glándula quiere ir a un ritmo, y tardan un tiempo en sincronizarse y bailar en armonía.

● Menopausia

Se refiere a cuando la menstruación cesa del todo, y se considera «oficial» cuando no ha habido sangrado durante 12 meses. La media de edad para la menopausia es 52 años. Este periodo puede durar unos años y sigue habiendo cambios hormonales.

● Postmenopausia

Una vez en esta etapa, la mujer se siente a gusto y los niveles hormonales están en equilibrio.

Por lo general, el climaterio empieza hacia finales de los cuarenta, y es probable que una mujer entre en la menopausia a la misma edad que lo hizo su madre. Si la menopausia ocurre antes de cumplir los cuarenta, se considera una menopausia prematura y en ese caso puede ir asociada a síntomas más severos.

¡La palabra *menopausia* no tiene nada que ver con «menos»!

Viene del griego: *mens* que significa «mes» y *pausi* «interrupción». Realmente tiene mucho más que ver con la palabra *más* que con *menos:* somos más sabias, sabemos más lo que queremos y lo que no queremos.

SISTEMA ENDOCRINO

Quiero aprovechar para hacer un pequeño resumen del sistema endocrino y de las glándulas que más influyen en la vida de la mujer. Esto nos permitirá entender cómo funciona nuestro cuerpo y cómo adaptar la práctica de yoga según en qué fase estemos.

El sistema endocrino está formado por glándulas que producen y segregan unas sustancias, las hormonas. Las hormonas segregadas por las glándulas endocrinas van directamente a la sangre y viajan hacia «los órganos diana», como mensajeros bioquímicos y posteriormente vienen metabolizadas. Todas nuestras necesidades básicas son reguladas por el sistema endocrino.

Incluso en cantidades muy pequeñas las hormonas pueden tener efectos muy potentes y a largo plazo. Se distribuyen por todo el cuerpo e influyen en nuestro cuerpo físico, pero también en nuestro temperamento, capacidad mental y energía.

El sistema nervioso y el sistema endocrino están muy unidos: el sistema nervioso tiene una gran influencia sobre el endocrino. De ahí también la importancia de trabajar con la respiración y las posturas pasivas en este periodo de nuestras vidas.

Glándulas
endocrinas

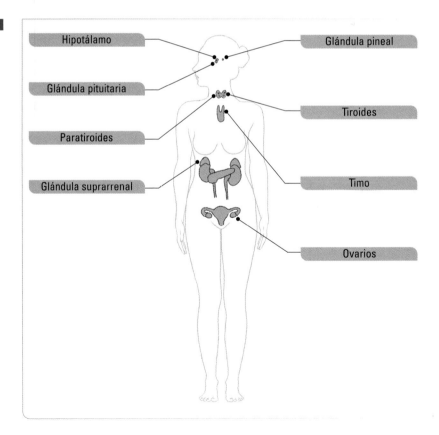

Hipotálamo

Glándula pineal

Glándula pituitaria

Tiroides

Paratiroides

Timo

Glándula suprarrenal

Ovarios

ALGUNAS GLÁNDULAS

La **glándula pituitaria** es muy pequeña, no pesa más de medio gramo, está ubicada por detrás de la cavidad nasal en un espacio óseo llamado «silla turca». Se comunica directamente con el hipotálamo y quizás es la glándula más importante, ya que controla la mayor parte de las glándulas (sobre todo tiroides, adrenales y ovarios) y a su vez es controlada por el hipotálamo, que envía a la pituitaria información acerca de nuestro bienestar.

Además de su función como glándula maestra, la glándula pituitaria regula el ciclo reproductivo de la mujer.

El **hipotálamo** une el sistema nervioso con el sistema endocrino (realmente forma parte del sistema nervioso): regula el apetito, la respuesta al dolor, al placer, el comportamiento agresivo, regula el sistema simpático y parasimpático y, por consiguiente, controla la respiración, la presión sanguínea, la digestión, el sudor, la temperatura corporal y el apetito.

La **glándula pineal**, ubicada por detrás de la glándula pituitaria, no está todavía del todo entendida, pero está bajo la influencia de la luz y los cambios de estación y parece regular los ritmos de fertilidad y la actividad sexual. Las células de la glándula pineal son sensibles a la luz y producen, entre otras sustancias, la melatonina, que influye en el sistema inmunitario como antioxidante y regula los ritmos circadianos del sueño y la vigilia.

La **glándula tiroides**, situada en la base del cuello, regula el metabolismo y protege el cuerpo de infecciones. Desequilibrios con el tiroides son comunes durante la menopausia (cambios de humor, insomnio, confusión mental o intolerancia al frío).

Las **glándulas paratiroides** son como cuatro pequeños botones integrados en la parte posterior del tiroides; controlan los niveles de calcio e influyen sobre su absorción, asimilación y eliminación.

Las **suprarrenales** están situadas en la parte superior de los riñones (a la altura de las penúltimas costillas aproximadamente) y se activan segregando adrenalina cuando estamos en una situación de estrés. Si activamos las adrenales de forma repetitiva sin darles tiempo a recuperarse —como ocurre cuando atravesamos un periodo prolongado bajo estrés—, el cuerpo se puede agotar y es más fácil que surjan cambios de humor y otras dolencias relacionadas con la fatiga.

Cuando los ovarios dejan de producir óvulos, son las adrenales y la grasa corporal (entre otros) las que asumen la función de producir estrógenos, de allí su importancia durante el climaterio. ¡Es importante no agotarlas!

Los **ovarios** se ubican en la pelvis a ambos lados del útero. Su función es la de producir óvulos para la reproducción. Producen estrógeno y progesterona. En la menopausia la producción de progesterona cesa completamente.

EL YOGA Y LOS SÍNTOMAS DEL CLIMATERIO

Los cambios que vivimos durante la menopausia no solo afectan al sistema reproductor, sino a todos los sistemas del cuerpo. Los cambios hormonales influyen sobre nuestros huesos, la piel, el corazón, la sangre y el cerebro.

Sabiendo que con la respiración podemos influir directamente sobre el sistema nervioso y que las asanas pueden llegar a tener un efecto profundo sobre los órganos (las glándulas son órganos), se ve claramente que una práctica regular de yoga puede llegar a ser muy beneficiosa durante el climaterio. Nos ayudará a ver la transición hacia la menopausia como algo positivo, a todos los niveles, físico, mental y emocional y nos permitirá abrirnos a la fuerza y belleza de este cambio profundo.

El yoga, además, nos da la oportunidad de estar en contacto íntimo con nosotras mismas —la mayor parte de las mujeres expresan una mayor necesidad de estar solas durante esta época de transición.

Cuando diseñemos nuestra propia secuencia, es importante incluir posturas invertidas que permitan que sangre fresca y oxigenada fluya hacia las glándulas, así como posturas que calman y tonifican las glándulas adrenales, como las flexiones hacia delante con soporte, las torsiones y las extensiones. Es importante incluir también posturas restaurativas que recargan todo el organismo.

SOFOCOS

Los sofocos durante la menopausia son alteraciones en la circulación sanguínea que causan fluctuaciones de temperatura y que pueden acabar en insomnio, sudores nocturnos y palpitaciones. El 80 % de las mujeres occidentales los experimenta a lo largo del climaterio.

Los sofocos son cambios abruptos en el termostato del cuerpo. Cuando el hipotálamo percibe que hay demasiado calor en el cuerpo empieza a iniciar acciones para enfriarlo. Los vasos sanguíneos cerca de la superficie del cuello empiezan a expandirse, para así eliminar el calor excesivo, cosa que produce rojeces sobre todo en cara y cuello. Algunas mujeres pueden empezar a sudar mucho. También puede acelerarse el pulso. Debido a estos cambios, a veces puede surgir la sensación de fríos/escalofríos. A veces los sofocos ocurren de noche en forma de sudores nocturnos.

Los sofocos están relacionados con el sistema neuroendocrino, así que el estrés suele incrementarlos. Realmente el estrés acentúa todos los síntomas de la menopausia, por lo que, ante todo, es importante encontrar el descanso físico y mental.

Una perspectiva alternativa sobre los sofocos puede ser la de considerarlos una oportunidad para eliminar toxinas (tipo sauna), para sacar cosas del pasado, viejos resentimientos, etc.

El yoga puede ayudar con los sofocos, empezando desde la respiración. El ejercicio de respiración indicado en el capítulo de maternidad y conciliación, por ejemplo, hará que el mismo sofoco sea más llevadero y puede ayudar a disminuir su aparición.

Además, las flexiones hacia delante con un soporte para la cabeza, las inversiones con soporte y las posturas restaurativas pueden ser de gran ayuda.

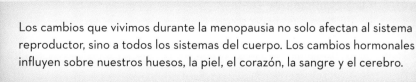

Los cambios que vivimos durante la menopausia no solo afectan al sistema reproductor, sino a todos los sistemas del cuerpo. Los cambios hormonales influyen sobre nuestros huesos, la piel, el corazón, la sangre y el cerebro.

POSTURAS PARA LOS SOFOCOS: · · · · · · · · · · · · · · · · ·

JANU SIRSASANA con silla

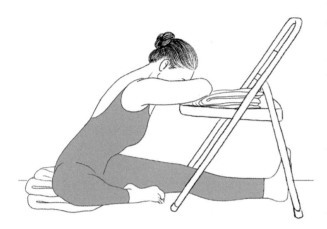

Janu Sirsasana
con silla

Como apoyo para la cabeza puedes utilizar una silla. Siéntate encima de una manta doblada con la esquina asomando entre la piernas y estira las piernas hacia delante. Recoge la rodilla dereha y coloca el pie hacia la cara interna del muslo izquierdo, la rodilla derecha apuntará hacia fuera. Si la rodilla queda elevada del suelo o te molesta coloca una manta o un cojín debajo. Si la rodilla sigue molestando, no hagas esta postura. La pierna izquierda se mantiene activa con los dedos del pie izquierdo apuntando hacia el techo. La silla quedará aproximadamente encima del pie o un poco más hacia el tronco. Gira la pelvis, de tal forma que apunte hacia delante; para eso lleva la pierna estirada ligeramente hacia atrás. Desde la cadera flexiona el tronco hacia delante, apoya los brazos en el asiento de la silla y a continuación la frente. Para apoyar la frente puedes colocar una manta o un cojín. Mantén unas 5 respiraciones o más, para salir vuelve a incorporar el tronco, recoge la rodilla doblada y estira la pierna. Cambia de lado.

● Ajustes

Regula la altura para estar del todo cómoda. Nota el contacto de la frente con el soporte y suelta el contenido de la cabeza hacia ese punto de contacto.

● Beneficios

Esta postura tonifica los órganos, en especial el útero y los ovarios, contribuyendo así al equilibrar el ciclo. Ayuda a aliviar dolores de cabeza y a calmar la mente.

PRASARITA PADOTTANASANA
fase I y fase II

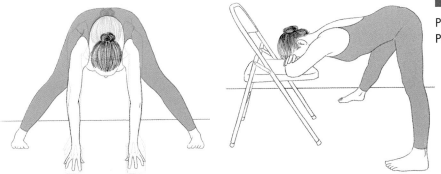

Colócate en Tadasana, conecta con tu respiración y con cómo estás. Coloca las manos en las caderas y separa las piernas en una separación
amplia, gira los pies ligeramente hacia dentro, de forma que los dedos
gordos se estén mirando.y activa los pies y las piernas. Estira los costados y flexiónate hacia delante desde las caderas. Coloca los antebrazos
en los bloques o en una silla y a continuación apoya la cabeza en los
antebrazos. Quédate aquí varias respiraciones.

● Ajustes

Activa los bordes externos de los pies. No dejes que el contenido abdominal se suelte hacia el suelo, mantenlo «abrazado» hacia la espalda.

● Beneficios

Practicada así esta postura alivia tensión del cuello y de la mandíbula y el
sistema nervioso se calma. Es una buena postura para recargar energía.

VIPARITA KARANI

Para esta postura necesitarás un cojín (o varias mantas dobladas a lo
largo) y una pared, y puede ser que en algún caso una o dos mantas
más. Coloca el cojín paralelo a la pared, dejando un espacio de unos
5 centímetros entre cojín y pared. Para entrar siéntate en un extremo
del cojín de costado a la pared. Rueda hacia atrás al mismo tiempo que
subes las piernas por la pared. Al principio puede que no te resulte fácil

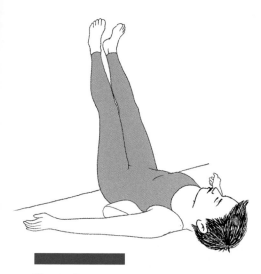

Viparita Karani

entrar en esta postura y necesites practicar entrar y salir varias veces, alejar o acercar el cojín de la pared antes de encontrar la distancia adecuada para ti con respecto a la pared. Por los beneficios que tiene la postura merece la pena probar.

Una vez en la postura la parte baja de la espalda está en el cojín y las costillas inferiores también. De esta manera se forma un suave arco en la parte alta de la espalda. Deja los brazos al lado del tronco abiertos hacia los lados. Conecta con tu respiración, obsérvala y disfruta de la sensación progresiva de la mente y el cuerpo que se aquietan.

● Ajustes

Evita la postura si sientes presión en la cabeza. El propósito de la postura no es el de estirar las piernas, así que, si notas tirantez detrás de las piernas, aléjate de la pared. Asegúrate de no pasar frío y, si te resulta agradable, cubre los ojos con un saquito o una tela suave.

● Beneficios

Con esta postura se reducen los niveles de estrés, la mente se aquieta. El corazón y los pulmones se tonifican. Proporciona alivio para las varices y las piernas hinchadas.

SARVANGASANA

Dobla dos o tres mantas y colócalas una encima de la otra con los bordes redondos juntos. Colócalas en el suelo cerca de una pared, de forma que cuando te tumbes en el suelo los hombros queden dentro de las mantas, la cabeza fuera de las mantas, las nalgas a poca distancia de la pared y las piernas en la pared. A continuación pon los pies en la pared —las espinillas quedarán paralelas al suelo. Siente la acción de los pies en la pared, conecta con la respiración y con una exhalación levanta

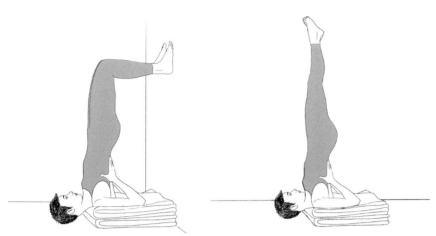

Sarvangasana

la pelvis del suelo, coloca las manos en la espalda para que el tronco también suba. Mantén unas respiraciones con los pies en la pared y las piernas activas. Cuando estés ya familiarizada con mantenerte en esta postura inicial puedes separar la pierna de la pared y buscar la vertical. Los muslos buscarán un ligero giro hacia dentro y una tracción hacia el techo. Los codos buscan una acción hacia el suelo. Mantén la postura el tiempo que estés cómoda. Para salir lleva los pies a la pared y lentamente baja el tronco. A continuación deslízate hacia atrás de tal forma que los hombros estén en el suelo y el borde de las mantas a la altura de los omóplatos. Mantén aquí unas respiraciones y para incorporarte gírate de lado.

● Ajustes

Augúrate de que sea el pecho el que se eleva y no la barbilla la que se acerque al pecho. Si estás menstruando, no practiques esta postura, tampoco está indicada si tienes la presión alta o dolores de cabeza. Si te molesta el cuello, practícala solo acompañada de un(a) profesor(a) experto(a).

● Beneficios

Esta postura denominada la «reina de las posturas» proporciona un aporte sanguíneo adicional a las glándulas tiroides y paratiroides, tiene un efecto calmante sobre el sistema nervioso, ayuda a eliminar toxinas. Está muy indicada para los días anteriores a la regla.

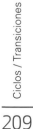

SUPTA BADDHA KONASANA

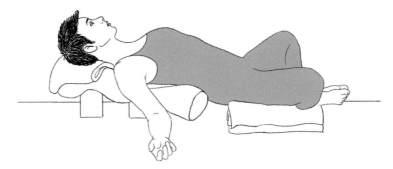

Supta Baddha
Konasana

Necesitarás un cojín alargado o una mantas dobladas a lo largo. Unos bloques, y dos mantas o cojines.

Coloca un bloque en su altura más baja en la esterilla y detrás de ese bloque otro en la altura intermedia. La idea es crear una inclinación para poder apoyar el cojín alargado o las mantas dobladas. Puede que estés cómoda sin colocar los bloques por debajo, apoyando el cojín directamente en el suelo. Es cuestión de probar y escoger la opción que mejor funcione para ti.

Una vez colocado el soporte central coloca una manta a cada lado de la esterilla. Siéntate delante del cojín, junta las plantas de los pies y coloca las mantas dobladas debajo de las rodillas.

Túmbate hacia atrás con la espalda encima del cojín. Puedes colocar una manta debajo de la cabeza si te resulta más cómodo. Con las manos desliza las nalgas ligeramente hacia los pies.

Conecta con la respiración y quédate aquí el tiempo que estés cómoda. No tienes que hacer nada, no tienes que empujar las rodillas hacia suelo. Es una postura de mucha apertura en la pelvis y en el pecho, deja que esta apertura ocurra progresivamente sin oponer resistencia.

● Ajustes

Si te molestan las lumbares, prueba a tumbarte con menos altura y/o a subir la altura debajo de las rodillas. El sacro puede tocar el cojín o quedarse separado del cojín unos centímetros. Si notas que los hombros no están del todo relajados prueba a colocar altura debajo de las manos (bloques o mantas).

● Beneficios

Esta postura es muy beneficiosa a lo largo de todo el embarazo, alivia la presión en la zona pélvica, alivia tensión en el abdomen y el pecho se abre reduciendo tensión en el diafragma. Tiene un efecto calmante sobre el sistema nervioso.

INCONTINENCIA URINARIA, SEQUEDAD VAGINAL Y EL SUELO PÉLVICO

No es fácil que las mujeres hablen de ello y es algo relativamente frecuente. Al bajar los niveles de estrógenos, también desciende el colágeno y en general disminuye la elasticidad de los tejidos, así como los tejidos del suelo pélvico y de la vulva, y puede también afectar a nuestro deseo sexual.

La sangre es el principal nutriente de los tejidos, porque transporta oxígeno y nutrientes, aportando vida al tejido. Y el yoga favorece la circulación sanguínea y puede favorecer la aportación nutritiva de sangre a una determinada parte del cuerpo. Al final de este apartado veremos qué posturas ayudan a llevar sangre a la zona de la pelvis, suelo pélvico y vulva, pero antes es importante entender por qué ocurre la incontinencia en la mayor parte de los casos.

Habitualmente, la incontinencia no se debe a una debilidad del suelo pélvico, sino a una mayor presión de los órganos sobre el suelo pélvico. Incontinencia no es signo de debilidad, puede que el músculo esté demasiado tenso y no trabaje de forma eficaz.

El objetivo no es tanto fortalecerlo como tonificar la musculatura que contribuye a sostener los órganos y trabajar sobre la postura. Una postura que favorece las curvaturas naturales de la columna contribuye a que los órganos se coloquen de forma adecuada, reduciendo no solo la presión sobre el suelo pélvico, sino alargando también la columna.

Para muchas aquí seguramente surge la pregunta de si los tan famosos ejercicios de Kegel sirven para la incontinencia. Los Kegel sirven para familiarizarse con el suelo pélvico y para tonificarlo, ya que con ellos contraemos el suelo pélvico. Con esas acciones movilizamos los tejidos y estos reciben más sangre y eso siempre es bueno. Pero es importante hacerlos con consciencia y no olvidar que la relajación del suelo pélvico también es muy importante, porque si solo contraemos, entonces creamos tensión. Si hay mucha desconexión del suelo pélvico a veces podemos correr el riesgo de activar otros músculos, los glúteos, los abdominales incluso la mandíbula. Es muy importante entender que el suelo pélvico no trabaja solo, sino que forma parte de un conjunto. Constituye la parte inferior del núcleo central que hemos mencionado en el capítulo anterior. El suelo pélvico recibe los problemas de otros elementos. Los problemas del suelo pélvico casi siempre vienen de órganos superiores, y rara vez son propios del suelo pélvico.

El suelo pélvico está formado por una capa superficial y por una capa más profunda. Un aspecto muy importante a tener en cuenta es que no se trata de activar el suelo pélvico únicamente «cerrando», porque así trabajaremos solamente la capa superficial. Tenemos que integrar también el concepto de «elevar» como si tuviésemos un ascensor interno (o gases que no queremos dejar salir) para activar la capa profunda. Mireia Grossman sugiere la imagen de un ascensor interno que primero cierra las puertas y luego sube. También en esta ocasión es importante y efectivo trabajar con la respiración: conviene contraer y elevar el suelo pélvico durante la exhalación, ya que es durante la propia exhalación cuando el suelo pélvico sube de forma espontánea mientras que con la inspiración baja (igual que el diafragma respiratorio). Es muy importante no retener la respiración cuando contraemos el suelo pélvico.

Lo más frecuente es que cuando la musculatura del núcleo central no está sosteniendo los órganos, estos desciendan y ejerzan presión sobre el suelo pélvico llevando a la incontinencia.

La buena noticia es que tiene remedio y os recomiendo pensar que la incontinencia no es algo inevitable después de una cierta edad, sino buscar la valoración de un fisioterapeuta del suelo pélvico para ver cuáles son los ejercicios más indicados.

Hay unas posturas de yoga que aumentan el aporte sanguíneo a la zona pélvica y que refuerzan el suelo pélvico que repasamos.

BADDHA KONASANA contra una pared (opcional brazos en Parvatasana)

Siéntate con algo de altura contra la pared y recoge el interior de las dos rodillas, junta las plantas de los pies. Coloca unos bloques o unas mantas debajo de las rodillas. Conecta con la respiración. Puedes colocar las manos cómodamente encima de los muslos con las palmas de las manos giradas hacia arriba, o puedes entrelazar los dedos de la manos delante del tronco, y a continuación estirar los brazos hacia delante girando las palmas de la manos hacia fuera y subir los brazos. Mantén aquí varias respiraciones observando cómo con la exhalación se estira la columna. Con una exhalación baja los brazos, cambia el cruce de los dedos de las manos y repite. Mantén unas 3 respiraciones con cada cruce.

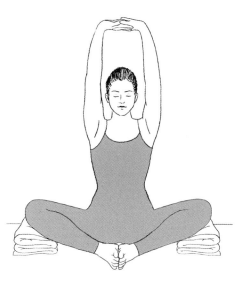

Baddha Konasana, contra una pared (opcional brazos en Parvatasana)

● Ajustes

Si te molestan los cantos de los pies en el suelo, coloca una manta debajo. Cuando coloques las manos en Parvatasana trata de mantener los pulgares en contacto.

● Beneficios

Con esta postura se reduce la rigidez en las caderas, aliviando la tensión abdominal que puede derivar de ello. Hay un mayor aporte sanguíneo a los órganos de la pelvis y estos se tonifican. La cara interna de las piernas se estira, el suelo pélvico se tonifica. Tiene un efecto calmante sobre el sistema nervioso.

UPAVISTHA KONASANA, contra una pared con brazos estirados en Parvatasana

Dobla una manta y siéntate con las piernas en una separación amplia con el pico de la manta entre las dos piernas. Coloca las manos a ambos lados de la cadera con la yemas de los dedos en el suelo, alarga la

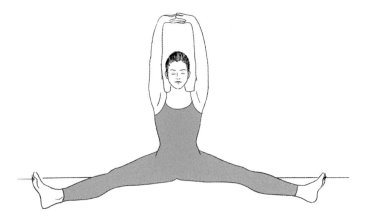

Upavistha
Konasana, contra
una pared con
brazos estirados en
Parvatasana

columna y conecta con la respiración. Mantén las piernas activas con los dedos de los pies apuntando hacia el techo. Entrelaza los dedos de la manos delante del tronco, estira los brazos hacia delante girando las palmas de las manos hacia fuera, conecta con la respiración y sube los brazos. Mantén aquí varias respiraciones. Con una exhalación baja los brazos, cambia el cruce de los dedos de las manos y repite.

● Ajustes

Si la columna se redondea o si te molesta detrás de las rodillas, dóblalas.

● Beneficios

Esta postura masajea los órganos reproductores y eleva el útero, ralentizando así el sangrado y aliviando molestias menstruales. Indicada para endometriosis.

SARVANGASANA

Dobla dos o tres mantas y colócalas una encima de la otra con los bordes redondos juntos. Colócalas en el suelo cerca de una pared, de forma que cuando te tumbes en el suelo los hombros queden dentro de las mantas, la cabeza fuera de las mantas, las nalgas a poca distancia de la pared y las piernas en la pared. A continuación pon los pies en la pared —las espinillas quedarán paralelas al suelo. Siente la acción de los pies en la pared, conecta con la respiración y con una exhalación levanta la pelvis del suelo, coloca las manos en la espalda para que el tronco

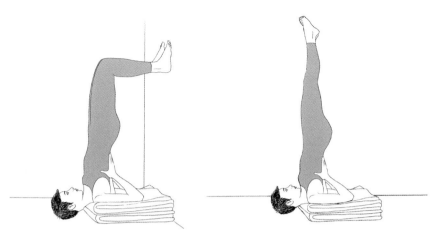

también suba. Mantén unas respiraciones con los pies en la pared y las piernas activas. Cuando estés ya familiarizada con mantenerte en esta postura inicial puedes separar la pierna de la pared y buscar la vertical. Los muslos buscarán un ligero giro hacia dentro y una tracción hacia el techo. Los codos buscan una acción hacia el suelo. Mantén la postura el tiempo que estés cómoda. Para salir, lleva los pies a la pared y lentamente baja el tronco. A continuación deslízate hacia atrás de tal forma que los hombros estén en el suelo y el borde de las mantas a la altura de los omóplatos. Mantén aquí unas respiraciones y para incorporarte gírate de lado.

● Ajustes

Augúrate de que sea el pecho el que se eleva y no la barbilla la que se acerque al pecho. Si estás menstruando no practiques esta postura, tampoco está indicada si tienes la presión alta o dolores de cabeza. Si te molesta el cuello, practícala solo acompañada de un(a) profesor(a) experto(a).

● Beneficios

Esta postura denominada la «reina de las posturas» proporciona un aporte sanguíneo adicional a las glándulas tiroides y paratiroides, tiene un efecto calmante sobre el sistema nervioso, ayuda a eliminar toxinas. Está muy indicada para los días anteriores de la regla.

HALASANA

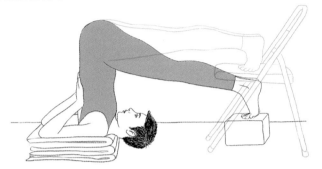

Halasana

Dobla dos o tres mantas y colócalas una encima de la otra con los bordes redondos juntos. Colócalas en el suelo cerca de una pared, de forma que cuando te tumbes en el suelo los hombros queden dentro de las mantas, la cabeza fuera de las mantas, las nalgas con poca distancia de la pared y las piernas en la pared. A continuación pon los pies en la pared —las espinillas quedarán paralelas al suelo. Siente la acción de los pies en la pared, conecta con la respiración y con una exhalación levanta la pelvis del suelo. Mantén unas respiraciones con los pies en la pared y las piernas activas. A continuación lleva las piernas hacia atrás: puedes colocar los pies en el suelo, en unos bloques o en una silla. Si no estás familiarizada con Halasana es mejor empezar por colocar los pies en una silla y valorar cómo responde el cuerpo. Para salir lleva las piernas a la vertical y después los pies a la pared y lentamente baja el tronco. A continuación deslízate hacia atrás de tal forma que los hombros estén en el suelo y el borde de las mantas a la altura de los omóplatos. Mantén aquí unas respiraciones y para incorporarte gírate de lado.

● Ajustes

Si estás menstruando no practiques esta postura, tampoco está indicada si tienes la presión alta o dolores de cabeza. Si te molesta el cuello practícala solo acompañada de un(a) profesor(a) experto(a).

● Beneficios

Halasana contribuye a equilibrar el sistema endocrino, tonifica la zona pélvica y los órganos, estimula la circulación, alarga la columna, alivia la fatiga y tiene un efecto calmante.

SETU BANDHASANA con bloque

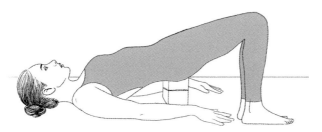

Coloca uno o dos bloques al lado de la esterilla y túmbate boca arriba con las piernas flexionadas y las plantas de los pies en el suelo. Coge uno o dos bloques y colócalos debajo del sacro. Es importante que estés cómoda, así que regula la altura según cómo te sientas. Puede que quieras forrar el bloque con una manta o toalla. Mantén los pies con una ligera acción hacia el suelo, los muslos con una ligera tracción hacia delante y quédate aquí unas respiraciones, observando cómo internamente van cambiando las sensaciones, siempre utilizando tu respiración como punto de referencia.

● Ajustes

No acerques la barbilla hacia el pecho, es el pecho el que se acerca a la barbilla.

● Beneficios

Hay un mayor aporte sanguíneo a la garganta y el cerebro, y así ayuda a recargar las glándulas y calmar el sistema nervioso. Crea espacio en la zona de la pelvis y el psoas se estira. Al ser una inversión suave los órganos se tonifican y se favorece la eliminación de toxinas.

SUPTA BADDHA KONASANA

Necesitarás un cojín alargado o unas mantas dobladas a lo largo. Unos bloques, y dos mantas o cojines.

Coloca un bloque en su altura más baja en la esterilla y detrás de ese bloque otro en la altura intermedia. La idea es crear una inclinación para poder apoyar el cojín alargado o las mantas dobladas. Puede que estés

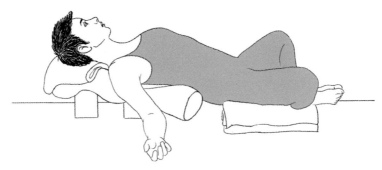

Supta Baddha
Konasana

cómoda sin colocar los bloques por debajo, apoyando el cojín directamente en el suelo. Es cuestión de probar y escoger la opción que mejor funcione para ti.

Una vez colocado el soporte central coloca una manta a cada lado de la esterilla. Siéntate delante del cojín, junta las plantas de los pies y coloca las mantas dobladas debajo de las rodillas.

Túmbate hacia atrás con la espalda encima del cojín. Puedes colocar una manta debajo de la cabeza si te resulta más cómodo. Con las manos desliza las nalgas ligeramente hacia los pies.

Conecta con la respiración y quédate aquí el tiempo que estés cómoda. No tienes que hacer nada, no tienes que empujar las rodillas hacia suelo. Es una postura de mucha apertura en la pelvis y en el pecho, deja que esta apertura se produzca progresivamente sin oponer resistencia.

● Ajustes

Si te molestan las lumbares, prueba a tumbarte con menos altura y/o a subir la altura debajo de las rodillas. El sacro puede tocar el cojín o quedarse separado del cojín unos centímetros. Si notas que los hombros no están del todo relajados, prueba a colocar altura debajo de las manos (bloques o mantas).

● Beneficios

Esta postura es muy beneficiosa a lo largo de todo el embarazo, alivia la presión en la zona pélvica, alivia tensión en el abdomen y el pecho se abre reduciendo tensión en el diafragma y tiene un efecto calmante sobre el sistema nervioso.

DENSIDAD ÓSEA, OSTEOPENIA Y OSTEOPOROSIS

Los huesos son nuestro sistema de soporte, nuestra principal estructura y protegen a los órganos: el cráneo protege al cerebro, las costillas el corazón y los pulmones. En conjunto con los músculos, los huesos permiten el movimiento del cuerpo.

Los huesos tienen muchas más funciones, como por ejemplo: producir los glóbulos rojos, almacenar minerales como calcio y fósforo, almacenar energía y contribuir a desintoxicar la sangre. Los huesos son tejido vivo que se renueva constantemente. Al nacer, los huesos son blandos y durante la infancia y la adolescencia se van volviendo duros.

Se fortalecen y desarrollan constantemente y antes de los 35 años la remodelación ósea —la actividad de los osteoblastos (células que forman tejido óseo) y osteoclastos (células que destruyen tejido óseo)— está equilibrada, pero a partir de esa edad la formación de masa ósea nueva se ralentiza.

Los huesos están formados por tejido óseo que se compone, entre otras sustancias, de agua, minerales, proteínas. Esta remodelación está regulada por las hormonas y la vitamina D.

¿Cómo influyen los estrógenos y la progesterona en la salud de los huesos?

Los estrógenos ejercen cierto control sobre cuánta masa ósea perdemos y son muy importantes en el proceso de absorción de calcio en los huesos.

La progesterona tiene un efecto estimulante sobre los osteoblastos (las células que forman huesos). Por ese motivo cuando no ovulamos perdemos masa ósea más rápidamente.

Otras glándulas —tiroides y paratiroides— también contribuyen a mantener sanos nuestros huesos. Hay muchos factores que influyen en la salud de nuestros huesos: la genética, la salud de nuestra madre cuando nacimos, la nutrición, los factores ambientales, el estilo de vida, la exposición a la luz natural.

¡Y cómo no!: El estrés influye también en la salud de nuestros huesos: cuando estamos estresadas, nuestra sangre se vuelve más ácida y eso con el tiempo contribuye a la pérdida de calcio. Si estamos más relajadas, nuestra sangre se vuelve más alcalina y no perdemos tanto calcio.

Desde el yoga podemos contribuir a mantener nuestros huesos sanos y fuertes.

El ejercicio con peso desencadena unas minicorrientes eléctricas en el esqueleto que recarga los huesos con minerales, y en el yoga trabajamos con el proprio peso ayudando no solo a los huesos sino también equilibrando el sistema muscular (con el trabajo de pesos externos los músculos corren más el riesgo de desequilibrarse). Además, con el yoga estimulamos la producción y la distribución de líquido sinovial y se mantienen las articulaciones hidratadas.

Hay que tener en cuenta algunas indicaciones para la práctica del yoga si tenemos osteopenia y osteoporosis —a parte de que siempre es aconsejable buscar el apoyo de una profesora/profesor con experiencia en este campo.

Es importante evitar los movimientos rápidos, entrar y salir varias veces de las posturas antes de mantenerlas y no mantenerlas demasiado tiempo. En las flexiones hacia delante es importante utilizar un soporte para no correr el riesgo de redondear la parte dorsal, ya que tiene un mayor riesgo de fractura. Además, os recomiendo evitar las posturas invertidas que ejercen presión sobre el cuello, como, por ejemplo, Sarvangasana, pero sí recomiendo Ardha Adho Mukha Vrksasana, que fortalece no solo la espalda, sino la musculatura de brazos, hombros, espalda y piernas.

¡Y cómo no!: El estrés influye también en la salud de nuestros huesos: cuando estamos estresadas, nuestra sangre se vuelve más ácida y eso con el tiempo contribuye a la pérdida de calcio. Si estamos más relajadas nuestra sangre se vuelve más alcalina y no perdemos tanto calcio.

CUADRUPEDIA

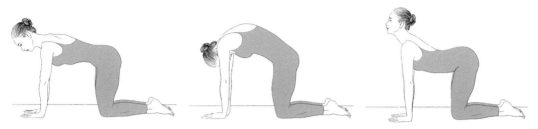

Colócate en cuadrupedia, separa las manos a la anchura de los hombros, las rodillas a la anchura de las caderas. Busca una postura neutral para la columna con la cabeza en línea con ella.

Cuadrupedia

Lleva la atención a la pelvis y con la exhalación empieza a redondear la columna desde la pelvis: cuando empieza la exhalación, acerca el pubis al ombligo, recoge el suelo pélvico, la columna seguirá el movimiento de la pelvis y se irá redondeando. Por último, la barbilla se acercará hacia el pecho. Con la inspiración haz el movimiento contrario, siempre empezando desde la pelvis: el pubis se irá alejando del ombligo, el suelo pélvico se estira y toda la columna se irá arqueando, abriendo y estirando toda la parte frontal del cuerpo.

Repite este movimiento, coordinando con la respiración varias veces con la idea de hidratar internamente la columna, las articulaciones y los órganos.

● Ajustes

Lleva la acción a los empeines, y busca con ellos el suelo. Separa los dedos de las manos y siente la palma de la mano activa en el suelo. Cuando abres el pecho, no tires del cuello. La cabeza sigue el movimiento de la columna, pero no inicia el movimiento. El movimiento se inicia siempre en la pelvis. Trata de disfrutar del movimiento sin forzarlo.

● Beneficios

Se moviliza toda la columna, se crea espacio entre las vértebras, las caderas y los hombros se lubrican y los órganos se tonifican.

Esta postura la puedes hacer en cualquier momento, incluso de forma aislada cuando no tienes tiempo de hacer algo más.

Ciclos / Transiciones

CUADRUPEDIA: apertura lateral

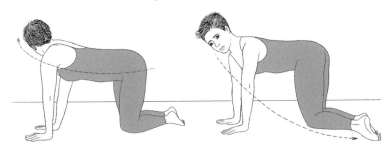

Cuadrupedia:
apertura lateral

Colócate en cuadrupedia, con la columna neutral y conecta con tu respiración. Con la exhalación, lleva los pies hacia tu izquierda, mira encima del hombro izquierdo y reclínate ligeramente hacia el costado derecho para formar una C y darle más apertura a ese costado. Quédate varias respiraciones y observa cómo con cada inspiración se expande el costado y con cada exhalación se condensa y a continuación cambia de lado.

Otra opción es cambiar de lado coordinando el movimiento con la respiración de la siguiente forma: con la inspiración vuelve a cuadrupedia y con la siguiente exhalación lleva los pies hacia tu derecha mirando por encima del hombro derecho, llevando las nalgas ligeramente hacia atrás. Sigue alternando lado derecho con lado izquierdo, coordinado con tu respiración.

● Ajustes

Procura que la cabeza siga en línea con la columna y no dejes que los hombros se hundan. Mantén las manos activas hacia el suelo.

● Beneficios

Se va estirando la musculatura intercostal creando así más espacio para la expansión de los pulmones y favoreciendo la absorción de oxígeno de las células.

MEDIO PLANO INCLINADO

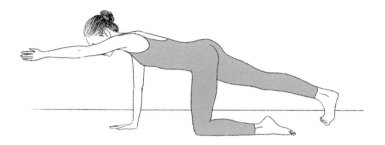

Colócate en cuadrupedia y toma un momento para conectar con tu respiración y tu centro. Estira la pierna derecha hacia atrás y coloca los dedos del pie en el suelo. Activa el muslo y busca con el talón derecho la pared de atrás al mismo tiempo que la punta de la cabeza busca la pared de delante. Mantén los órganos abdominales abrazados a la columna. Puedes mantener aquí o puedes estirar el brazo opuesto hacia delante con la palma de la mano girada hacia dentro. Mantén unas 4 respiraciones y trata de que cada exhalación te ayude a alargar vientre y columna y con la inspiración afloja ligeramente. Después, cambia de al lado.

● Ajustes

No dejes que el contenido abdominal se suelte hacia el suelo, mantenlo abrazado a la columna. Presta atención a que la cabeza no caiga, ya que sigue la línea de la columna.

● Beneficios

Se fortalece la musculatura profunda abdominal y la musculatura de la espalda. Contribuye a mejorar el equilibrio.

Plano inclinado

PLANO INCLINADO

Colócate en cuadrupedia y toma un momento para conectar con tu respiración y tu centro. Estira la pierna derecha hacia atrás y coloca los dedos del pie en el suelo. Mantén la pierna derecha muy activa y con una exhalación estira también la pierna izquierda hacia

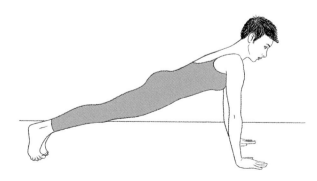

223

atrás. Mantén las dos piernas activas, tira ligeramente de los talones hacia atrás y de la punta de la cabeza hacia delante. Mantén entre 2 y 4 respiraciones y después descansa en el embrión.

● Ajustes

Mantén la cabeza en línea con la columna, no dejes que caiga. Abraza con los órganos la columna, para así activar la musculatura abdominal profunda. Los muslos se mantienen activos en todo momento con los talones buscando la pared de atrás.

● Beneficios

Se fortalece la musculatura de brazos y hombros, la musculatura profunda abdominal y la musculatura de las piernas.

ADHO MUKHA SVANASANA

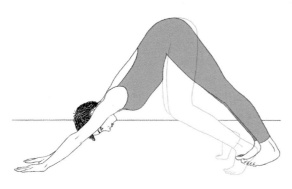

Adho Mukha
Svanasana

Desde cuadrupedia, con la inhalación, recoge los dedos de los pies hacia dentro. Con la exhalación, ayudándote del empuje de las manos en el suelo, lleva las nalgas hacia arriba y hacia atrás. Trata de estirar la columna, puedes flexionar una rodilla y estirar la otra, pedaleando antes de quedarte en la postura o hacer cualquier movimiento que te pida el cuerpo. Mantén varias respiraciones. Con una exhalación apoya las rodillas en el suelo, lleva las nalgas hacia los talones y descansa en la postura del embrión.

Para un efecto más calmante puedes colocar un soporte debajo de la cabeza para apoyarla: puede ser un bloque o varios, unas mantas dobladas.

● Ajustes

No estires inmediatamente las rodillas: la prioridad en esta postura es estirar la columna, para ello puedes doblar ligeramente las rodillas. Asegúrate de que toda la palma de la mano apoye bien en el suelo. Mantén la cabeza en línea con la columna situándola al lado de las orejas.

● Beneficios

Se estira toda la columna, creando espacio entre las vértebras y en los costados. La pelvis se libera de peso y la parte posterior de las piernas se estira. Al ser una inversión suave, los órganos se van tonificando, las glándulas reciben más riego sanguíneo y la mente se calma.

TADASANA

Tadasana es la postura de referencia para las demás asanas, nos enseña a alinearnos, colocar no solo las articulaciones de forma armónica, sino también nuestros órganos, distribuir el trabajo entre los diferentes músculos sin sobrecargas. Como dice el propio nombre, postura de la montaña, nos enseña a estar y sentirnos enraizadas, estables y majestuosas.

Colócate en la esterilla con los pies separados a la anchura de las caderas, los pies paralelos y los brazos a lo largo del tronco. Toma unos instantes para sentir cómo se reparte el peso entre los pies, lado derecho y lado izquierdo, parte frontal y parte posterior. Lleva la atención hacia los pies, cómo apoyan en el suelo y trata de abrirlos. Los muslos están ligeramente activos. Los brazos están a lo largo del tronco con los dedos apuntando hacia el suelo.

Alarga la columna, respetando sus curvaturas naturales, recuerda que cuando la pelvis está en su posición neutral el pubis apunta ligeramente hacia el suelo y las lumbares se arquean suavemente. Coloca la cabeza en línea con la columna.

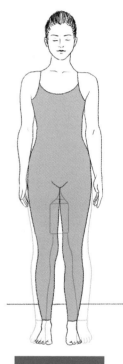

Tadasana

Desde una visión lateral quedarán en una misma línea los tobillos, las rodillas, las caderas, los hombros y las orejas.

● Ajustes

Activa ligeramente los muslos. Para sentir esa activación puedes colocar un bloque entre los muslos y abrazar con los muslos el bloque. Ten cuidado de no bloquear las rodillas, no las empujes hacia atrás.

● Beneficios

Tadasana es de gran ayuda para darnos cuenta de nuestra postura habitual y mejorarla. Cuando estamos de pie respetando nuestras curvas

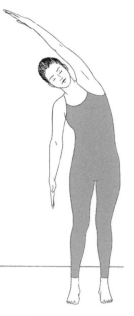

Tadasana con estiramientos laterales

naturales los órganos abdominales se colocan de forma natural uno encima del otro. Cuando la columna no está con sus curvaturas neutrales hay más presión sobre los órganos, sobre el suelo pélvico y el equilibrio entre los diferentes músculos se descompensa.

TADASANA con estiramientos laterales

Colócate en Tadasana, conecta con tu respiración y toma un instante para observar las sensaciones que surgen. Con una inspiración eleva el brazo izquierdo hacia el techo con la palma de la mano mirando hacia dentro y los dedos estirados. Mantén el brazo derecho extendido paralelo al cuerpo, con la palma de la mano mirando hacia ti y los dedos de la mano estirados hacia el suelo.

Con una exhalación inclínate ligeramente hacia la derecha. Trata de seguir alejando suavemente una mano de la otra. Siente tu planta del pie izquierdo activa en el suelo, ya que contribuirá a crear más espacio en el costado izquierdo. Mantén unas 4 respiraciones. Cambia de lado.

● Ajustes

Mantén la cabeza en línea con la columna, no dejes que caiga hacia un lado ni que se desplace hacia delante.

● Beneficios

Se estira la musculatura intercostal, dando más espacio a los pulmones para expandirse. Contribuye a mejorar la postura en general, abriendo espacio entre la vértebras lateralmente.

VIRABHADRASANA II

Colócate en Tadasana, conecta con tu respiración y con cómo estás y lleva las manos a las caderas. Separa las piernas en una separación amplia, gira el pie izquierdo hacia dentro y el pie derecho hacia la derecha, dobla la rodilla derecha y coloca

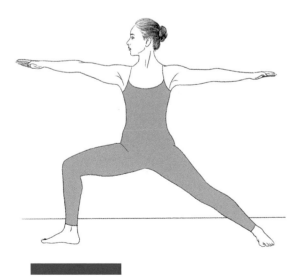

Virabhadrasana II

la rodilla en línea con el tobillo. Gira el muslo derecho hacia fuera y a continuación gira los hombros en línea con el borde largo de la esterilla.

Conecta con la respiración, estira los brazos en cruz. Alarga el cuello y gira la cabeza hacia la mano derecha y posa la mirada sobre el dedo corazón de la mano derecha. Quédate aquí unas 4 respiraciones y después cambia de lado.

● Ajustes

Comprueba que la rótula de la rodilla doblada esté en línea con los últimos dos dedos del mismo pie y una vez en la postura mantén la rodilla alineada con el tobillo, no dejes que venga hacia dentro. No inclines el tronco hacia la pierna flexionada.

● Beneficios

Se tonifican y fortalecen las piernas y sus articulaciones y se crea espacio en la pelvis, el abdomen, la caja torácica y la columna vertebral. Esto contribuye a tonificar los órganos y a mejorar la respiración. La mente se calma y al trabajar la fuerza esta postura contribuye a generar confianza.

UTTHITA PARSVAKONASANA

Colócate en Tadasana, conecta con tu respiración y con cómo estás y lleva las manos a las caderas. Separa las piernas en una separación amplia, gira el pie izquierdo hacia dentro y el pie derecho hacia la derecha, dobla la rodilla derecha y coloca la rodilla en línea con el tobillo. Gira el muslo derecho hacia fuera y a continuación gira los hombros en línea con el borde largo de la esterilla.

Con la exhalación alarga el costado derecho como si quisieras llegar a tocar con la mano derecha la pared que tienes a tu derecha. Coloca el antebrazo/codo del bra-

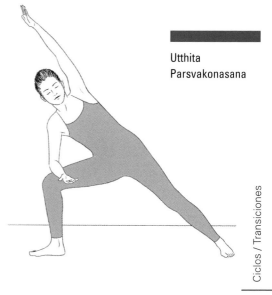

Utthita
Parsvakonasana

zo derecho en el muslo y lleva la mano izquierda a la cadera izquierda. Con una exhalación estira el brazo izquierdo en línea con la oreja izquierda. Mantén unas 4 respiraciones. Para salir de la postura estira el brazo izquierdo hacia el techo y con una inspiración incorpora el tronco a la postura inicial, después cambia de lado.

● Ajustes

Comprueba que la rótula de la rodilla doblada esté en línea con los últimos dos dedos del mismo pie y una vez en la postura mantén la rodilla alineada con el tobillo, no dejes que venga hacia dentro. No te recuestes en el hombro del brazo apoyado en el muslo, el antebrazo en el muslo es únicamente una referencia.

● Beneficios

Se fortalecen las piernas y flexibilizan sus articulaciones y la columna recibe un gran estiramiento, aliviando molestias lumbares. Los órganos se tonifican y esto contribuye a mejorar los trastornos menstruales.

UTTHITA TRIKONASANA

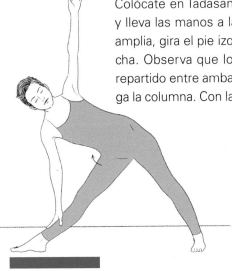

Colócate en Tadasana, conecta con tu respiración y con cómo estás, y lleva las manos a las caderas. Separa las piernas en una separación amplia, gira el pie izquierdo hacia dentro y el pie derecho hacia la derecha. Observa que los pies estén bien apoyados en el suelo, el peso repartido entre ambas piernas, el muslo derecho gira hacia fuera, y alarga la columna. Con la exhalación, desplaza la pelvis ligeramente hacia la izquierda, extendiendo a la vez la pierna derecha. Extiende el brazo derecho paralelo al suelo, y al exhalar inclina el tronco desde la cadera hacia tu derecha, como si quisieras alcanzar con tu mano la pared que tienes a la derecha. A continuación, coloca la mano derecha en la espinilla.

Extiende el brazo izquierdo en línea con el brazo derecho o mantenlo en la cadera.

Mantén unas 4 respiraciones.

Utthita Trikonasana

Para salir de la postura, dobla la rodilla derecha y con una inspiración sube el tronco a la posición inicial. Cambia de lado.

● Ajustes

Si hay tensión en cuello y hombros, mantén la mano en la cadera en lugar de extender el brazo hacia el techo. La mirada puede ir al frente o hacia el pie en caso de tensión en el cuello. No hace falta estirar del todo la pierna frontal. Si hay tensión en la parte baja de la espalda dobla ligeramente esa rodilla.

● Beneficios

Se estira la musculatura posterior de la pierna. Mejora la postura en general y crea espacio en los costados para una respiración más amplia, contribuyendo a reducir los niveles de ansiedad. Tonifica los órganos mejorando su funcionamiento. Fortalece las piernas y ayuda en caso de calambres.

ARDHA CHANDRASANA

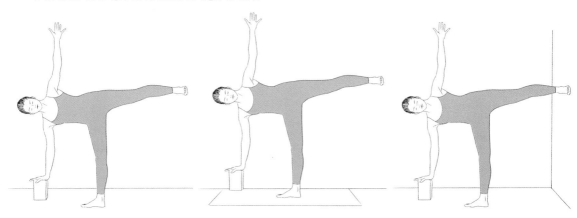

Para esta postura es aconsejable tener un bloque o una silla preparada.

Entra en Utthita Trikonasana en el lado derecho. Coloca la mano izquierda en la cadera. Dobla la rodilla derecha y coloca la mano derecha en un bloque (o una silla, o el suelo) a aproximadamente 30 cm del pie derecho. Levanta el talón del pie izquierdo y quédate únicamente en las puntas del pie. Dobla ligeramente la rodilla derecha, observa la respiración y

Ardha Chandrasana

trata de encontrar estabilidad en los puntos de apoyo que tienes ahora mismo. Abraza con los órganos la columna. Con una exhalación levanta la pierna izquierda del suelo hasta llevarla paralela al suelo y estira la pierna derecha. La pierna izquierda está activa con el pie flexionado. Gira el pecho y el abdomen ligeramente hacia el techo (sin arquear la espalda) y estira el brazo izquierdo hacia el techo en línea con lo hombros. Mantén la mirada hacia delante.

● Ajustes

Para más estabilidad puedes practicar esta postura apoyada con la espalda contra la pared. Ten en cuenta que entre el pie de apoyo y la pared quedará un hueco de aproximadamente 15 cm. Practicarla así es muy beneficioso durante la menstruación, o cuando estamos más cansadas. Si necesitas más altura para practicarla, apoya las manos en una silla en vez de con los bloques.

Otra opción es colocar la planta del pie de la pierna posterior en la pared, con el pie paralelo al suelo.

● Beneficios

Esta postura es excelente para aliviar tensión en el vientre, crea alivio para sangrados abundantes, aumentando la circulación en la zona de la pelvis y el abdomen. Además, favorece una mayor apertura en el pecho, ampliando la respiración.

PARSVOTTANASANA

Para esta postura es aconsejable tener dos bloques a cada lado del pie o una silla preparada delante de los pies.

Colócate en Tadasana, conecta con tu respiración y observa cómo estás. Coloca las manos en las caderas. Lleva el pie izquierdo hacia atrás con un paso largo y apoya el talón en el suelo. Comprueba que los pies estén colocados cada uno en su «carril» y

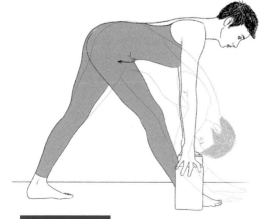

Parsvottanasana

que las caderas miren hacia delante. Conecta con tu respiración y con una exhalación baja el tronco con la columna larga, y coloca las yemas de los dedos en los bloques o en la silla, ejerciendo una suave presión con las manos. Alarga la columna hacia delante y hacia arriba. Mantén aquí unas 4 respiraciones. Para ir a la siguiente fase de Parsvottanasana dobla los codos, ábrelos ligeramente hacia los lados y baja el tronco hacia la pierna frontal. Mantén unas 4 respiraciones. Para salir vuelve a estirar la columna hacia delante, estira los codos, dobla ligeramente la rodilla frontal, coloca las manos en las caderas, asegúrate de abrazar con los órganos la columna, e incorpórate. Lleva de un paso el pie posterior hacia delante, observa cómo estás y después cambia de lado.

● Ajustes

Mantén la cabeza en línea con la columna: no dejes que la cabeza caiga ni que se incorpore. Si te molesta detrás de la rodilla frontal o si notas que la columna se redondea flexiona la rodilla frontal.

● Beneficios

Estira la musculatura posterior de la pierna, tonifica el abdomen y mejora el funcionamiento de los órganos. Mejora la postura en general y contribuye a aliviar la tensión nerviosa.

VRKSASANA, postura del árbol

Colócate en Tadasana y fija la vista en un punto delante tuyo sin tensar la cara. Pon las manos en las caderas. Siente la planta del pie izquierdo conectada con el suelo. Dobla la rodilla derecha y gira la pierna hacia fuera. Coloca el talón derecho en contacto con el tobillo izquierdo. Si te sientes suficientemente estable, puedes colocar la planta del pie derecho en la cara interna del gemelo izquierdo o en la cara interna del muslo izquierdo. Recuerda que cada día estamos de forma diferente, así que no siempre tienes que colocar el pie en la misma posición. Independientemente de donde hayas colocado el pie derecho busca un ligero empuje de la planta del pie derecho hacia la pierna izquierda y viceversa. Extiende los brazos en cruz, gira las palmas de las manos hacia el techo y estira los brazos hacia el techo. Mantén unas 3-4 respiraciones y a continuación cambia de lado.

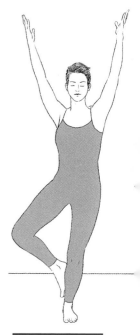

Vrksasana, postura del árbol

Ciclos / Transiciones

● Ajustes

No te recuestes sobre la cadera de la pierna de soporte, alarga la cara interna de la pierna de soporte. Si te cuesta mantener el equilibrio, acércate a una pared y coloca en ella la mano como referencia. Si notas tensión en los hombros, deja las manos en las caderas o estíralas en cruz.

● Beneficios

Esta postura fortalece los tobillos, las piernas y la musculatura del núcleo central. Promueve el sentido del equilibrio y fortalece los huesos. Mejora la postura en general y la concentración.

ARDHA ADHO MUKHA VRKSASANA

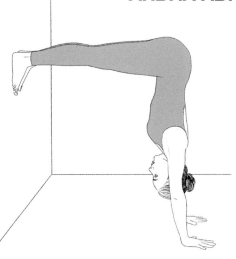

Ardha Adho Mukha
Vrksasana

Para realizar esta postura necesitas una pared. Para calcular dónde poner las manos en el suelo siéntate en el suelo con la espalda contra una pared. Estira las piernas hacia delante: el punto donde se quedan los pies es donde vas a colocar las palmas de las manos. Abre bien las palmas de la manos y coloca los pies en el rodapiés —como si estuvieses haciendo un perro boca abajo únicamente con una distancia más corta. Conecta con tu respiración y sube los pies por la pared, manteniendo los dedos de los pies apuntando hacia abajo y los muslos paralelos al suelo. Los pies se activan hacia la pared y las piernas también están activas. Conecta con tu centro. Mantén varias respiraciones. Para salir baja lentamente los pies al suelo y pasa directamente al embrión y observa cómo estás. Puedes volver a repetir la postura.

● Ajustes

No empujes el tronco hacia delante, sino intenta mantenerlo paralelo a la pared. Trata de transmitir la fuerza de los brazos a toda la columna y no solamente hasta los hombros.

● Beneficios

Esta postura no solo fortalece los brazos y las muñecas, sino que aporta vitalidad a todo el organismo.

SETU BANDHASANA

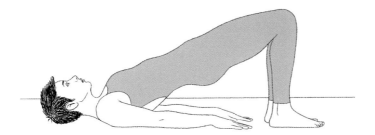

Túmbate boca arriba con las piernas flexionadas y las plantas de los pies apoyadas en el suelo. Separa los pies a la anchura de las caderas y coloca los brazos en el suelo a lo largo del cuerpo. Lleva la atención a los pies y trata de sentir toda la planta del pie en contacto con el suelo. Conecta con tu respiración y, cuando estés lista, levanta con una exhalación la pelvis del suelo. Los hombros buscan el suelo y el pecho se acerca a la barbilla. Mantén con la pelvis elevada durante unas 4-5 inspiraciones y al exhalar baja la pelvis y busca una posición neutral para la columna.

● Ajustes

Mantén los pies activos como si quisieras desplazarlos hacia delante sin hacerlo. Trata de sentir también el apoyo de los hombros en el suelo. No es la barbilla acercarse al pecho, sino el pecho acercarse a la barbilla.

● Beneficios

Esta postura estira el cuello y quita tensión en la zona de los hombros. Se estiran las ingles y los flexores de la cadera. Debido a la suave inversión hay más aporte sanguíneo a la zona del cuello y de la cabeza, recargando las glándulas y calmando el sistema nervioso.

SUPTA BADDHA KONASANA

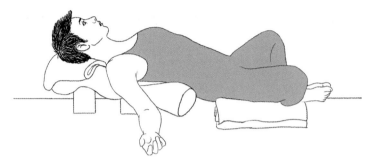

Supta Baddha
Konasana

Necesitarás un cojín alargado o unas mantas dobladas a lo largo. Unos bloques, y dos mantas o cojines.

Coloca un bloque en su altura más baja en la esterilla y detrás de ese bloque otro en la altura intermedia. La idea es crear una inclinación para poder apoyar el cojín alargado o las mantas dobladas. Puede que estés cómoda sin colocar los bloques por debajo, apoyando el cojín directamente en el suelo. Es cuestión de probar y escoger la opción que mejor funcione para ti.

Una vez colocado el soporte central coloca una manta a cada lado de la esterilla. Siéntate delante del cojín, junta las plantas de los pies y coloca las mantas dobladas debajo de las rodillas.

Túmbate hacia atrás con la espalda encima del cojín. Puedes colocar una manta debajo de la cabeza si te resulta más cómodo. Con las manos desliza las nalgas ligeramente hacia los pies.

Conecta con la respiración y quédate aquí el tiempo que estés cómoda. No tienes que hacer nada, no tienes que empujar las rodillas hacia suelo. Es una postura de mucha apertura en la pelvis y en el pecho, deja que esta apertura ocurra progresivamente sin oponer resistencia.

● Ajustes

Si te molestan las lumbares, prueba a tumbarte con menos altura y/o a subir la altura debajo de las rodillas. El sacro puede tocar el cojín o quedarse separado del cojín unos centímetros. Si notas que los hombros no están del todo relajados, prueba a colocar altura debajo de las manos (bloques o mantas).

● Beneficios

Esta postura es muy beneficiosa a lo largo de todo el embarazo, alivia la presión en la zona pélvica, alivia tensión en el abdomen y el pecho se abre reduciendo tensión en el diafragma y tiene un efecto calmante sobre el sistema nervioso.

VIPARITA KARANI

Para esta postura necesitarás un cojín (o varias mantas dobladas a lo largo) y una pared y puede ser que en algún caso una o dos mantas. Coloca el cojín paralelo a la pared dejando un espacio de unos 5 centímetros entre cojín y pared. Para entrar siéntate en un extremo del cojín de costado a la pared. Rueda hacia atrás al mismo tiempo que subes las piernas por la pared. Al principio puede que no te resulte fácil entrar en esta postura y necesites practicar entrar y salir varias veces, alejar o acercar el cojín de la pared antes de encontrar la distancia adecuada para ti con respecto a la pared. Por los beneficios que tiene la postura merece la pena probar.

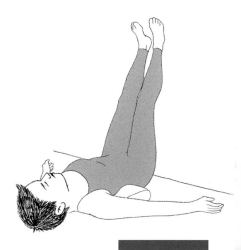

Viparita Karani

Una vez en la postura la parte baja de la espalda está en el cojín y las costillas inferiores también. De esta manera se forma un suave arco en la parte alta de la espalda. Deja los brazos al lado del tronco abiertos hacia los lados. Conecta con tu respiración, obsérvala y disfruta de la sensación progresiva de la mente y el cuerpo que se aquieten.

● Ajustes

Evita la postura si sientes presión en la cabeza. El propósito de la postura no es el de estirar las piernas, así que si notas tirantez detrás de las piernas aléjate de la pared.

● Beneficios

Con esta postura se reducen los niveles de estrés, la mente se aquieta. El corazón y los pulmones se tonifican. Proporciona alivio para las varices y las piernas hinchadas.

ALGUNAS PERSONAS SIENTEN LA LLUVIA
OTROS SOLO SE MOJAN

—Bob Dylan

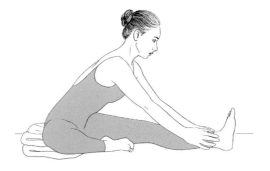

4

SUGERENCIAS PARA LA PRÁCTICA PERSONAL

SECUENCIAS BÁSICAS Y SECUENCIAS ESPECÍFICAS

Las secuencias básicas están diseñadas para mantenernos en forma, fuertes y ágiles, para mantener equilibrados el sistema endocrino y nervioso y, por consiguiente, también el sistema reproductivo y digestivo. Como ya hemos visto anteriormente, es importante adaptar el esfuerzo de la práctica a cómo estamos en cada momento, escoger la modificación de la postura que mejor se adapte a las condiciones diarias de cada una. Aunque podamos sentir agujetas cuando empezamos a practicar, o sensaciones desconocidas, el dolor es una indicación para parar y buscar la ayuda de una profesora o profesor con experiencia.

En todas las secuencias las posturas pueden ser cambiadas y alternadas, es importante seguir una progresión en la evolución, pero las posturas del mismo bloque pueden ser sustituidas por otras posturas y, sobre todo, cuando lleváis ya practicando unos meses podéis diseñar vuestra propia secuencia, teniendo en cuenta las indicaciones de las posturas.

Sentíos libres de repetir las posturas dentro de las secuencias: repetir la misma postura no solo ayuda a profundizar, sino cuando la repetimos es más probable que «sintamos» la postura más que «pensarla».

Para más información sobre temáticas diferentes, visitad:
www.elenaferrarisyoga.com

SECUENCIA BÁSICA 1 (aprox. 50 min.)

- Reposo constructivo - Consciencia en la respiración
- Ardha Supta Tadasana
- Cuadrupedia: redondear y abrir
- Cuadrupedia: apertura lateral
- Zancada baja con movimiento
- Medio plano inclinado
- Plano inclinado
- Adho Mukha Svanasana
- Adho Mukha Virasana
- Adho Mukha Svanasana
- Tadasana
- Tadasana con estiramientos laterales
- Virabhadrasana II
- Utthita Parsvakonasana
- Utthita Trikonasana
- Prasarita Padottanasana
- Salabhasana (u otras extensiones)
- Adho Mukha Svanasana
- Adho Mukha Virasana
- Ardha Matsyendrasana
- Sarvangasana / Halasana
- Supta Baddha Konasana
- Savasana

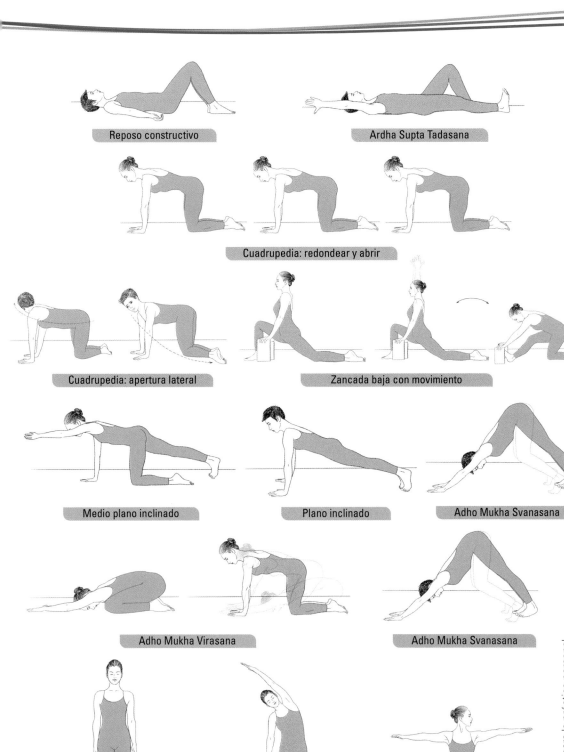

Reposo constructivo

Ardha Supta Tadasana

Cuadrupedia: redondear y abrir

Cuadrupedia: apertura lateral

Zancada baja con movimiento

Medio plano inclinado

Plano inclinado

Adho Mukha Svanasana

Adho Mukha Virasana

Adho Mukha Svanasana

Tadasana

Tadasana con estiramientos laterales

Virabhadrasana II

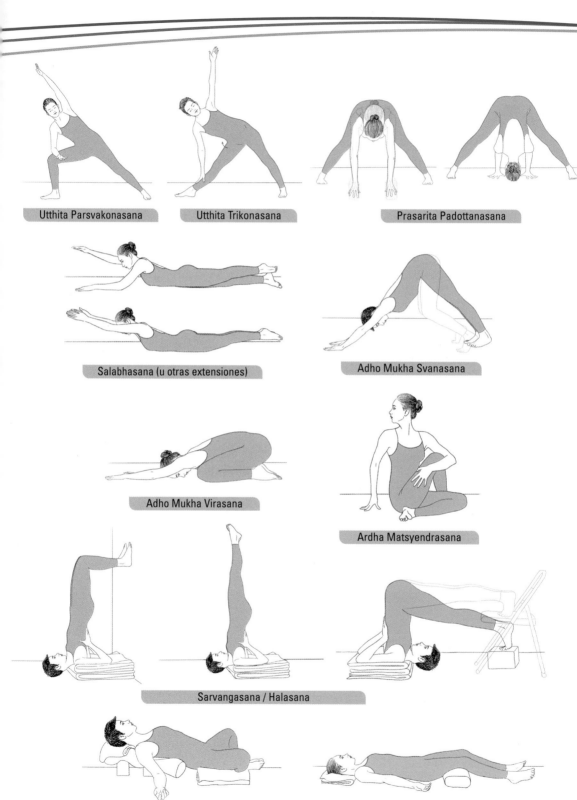

Utthita Parsvakonasana

Utthita Trikonasana

Prasarita Padottanasana

Salabhasana (u otras extensiones)

Adho Mukha Svanasana

Adho Mukha Virasana

Ardha Matsyendrasana

Sarvangasana / Halasana

Supta Baddha Konasana

Savasana

SECUENCIA BÁSICA 2 (aprox. 30 min.)

- Cuadrupedia / Adho Mukha Virasana: movimientos coordinados con la respiración
- Cuadrupedia: redondear
- Zancada baja
- Zancada baja con torsión
- Adho Mukha Svanasana
- Salamba Bhujangasana
- Adho Mukha Svanasana
- Tadasana con estiramientos laterales
- Utthita Parsvakonasana
- Uttanasana
- Setu Bandhasana
- Jathara Parivartanasana (Parabrisas)
- Rodillas al pecho
- Savasana

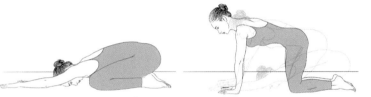

Adho Mukha Virasana

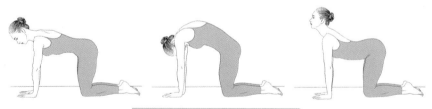

Cuadrupedia: redondear y abrir

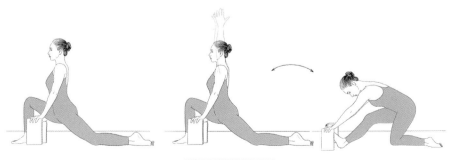

Zancada baja

Sugerencias para la práctica personal

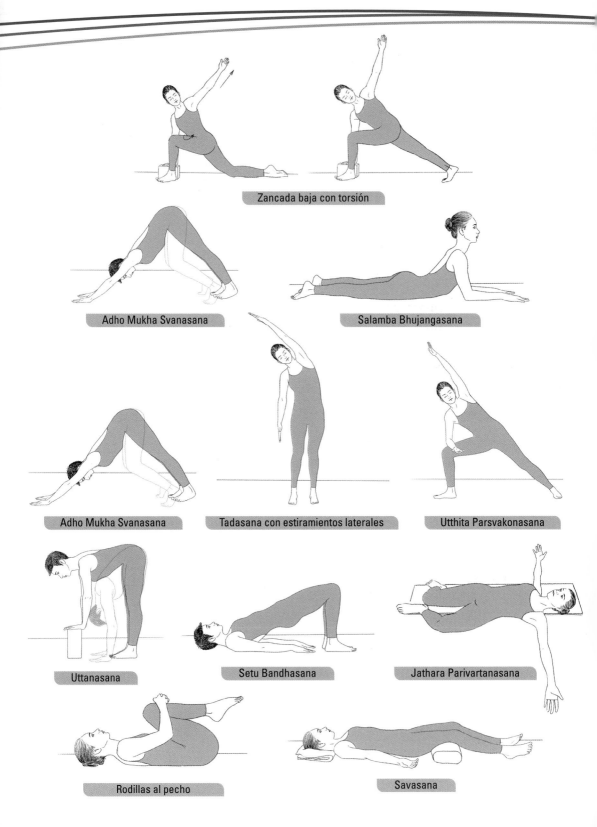

Zancada baja con torsión

Adho Mukha Svanasana

Salamba Bhujangasana

Adho Mukha Svanasana

Tadasana con estiramientos laterales

Utthita Parsvakonasana

Uttanasana

Setu Bandhasana

Jathara Parivartanasana

Rodillas al pecho

Savasana

SECUENCIA PARA LOS DÍAS ANTERIORES A LA MENSTRUACIÓN (aprox. 30 min.)

Antes de la regla, si estamos más agitadas o con necesidad de calmar la mente, es buena idea introducir en la práctica las posturas mencionadas en el apartado de la menstruación. Puede ser una práctica básica o una práctica básica más corta. Recordad que puede ser interesante colocar un soporte para la cabeza en Adho Mukha Savasana y en Prasarita Padotasanana para darle alivio a la agitación. Introducir inversiones y posturas pasivas es una buena idea.

- Reposo constructivo
- Supta Padangusthasana I
- Supta Padangusthasana II con soporte
- Cuadrupedia
- Cuadrupedia: redondear y abrir
- Adho Mukha Svanasana
- Adho Mukha Virasana
- Sarvangasana
- Halasana
- Setu Bandhasana
- Supta Baddha Konasana
- Savasana

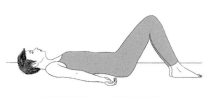

Reposo constructivo

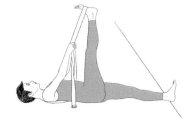

Supta Padangusthasana I

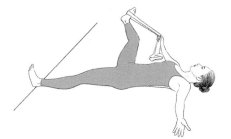

Supta Padangusthasana II con soporte

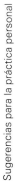

Sugerencias para la práctica personal

243

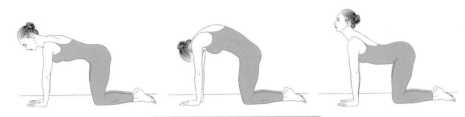

Cuadrupedia: redondear y abrir

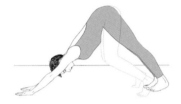

Adho Mukha Svanasana

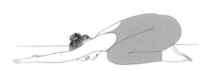

Adho Mukha Virasana

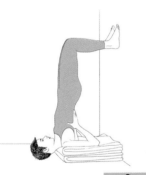

Sarvangasana

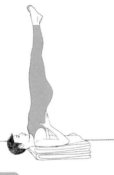

Halasana

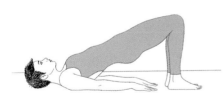

Setu Bandhasana

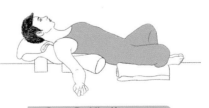

Supta Baddha Konasana

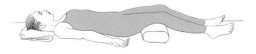

Savasana

SECUENCIA PARA LOS DÍAS
DE MENSTRUACIÓN (aprox. 25 min.)

Durante los días de la menstruación podéis seguir la practica básica, regulando el esfuerzo y sin olvidar de escuchar vuestro cuerpo. Puede que os pida solamente una práctica pasiva, solamente Savasana o posturas muy suaves. Si tienes dolores durante la menstruación te sugiero introducir la siguiente práctica.

- Baddha Konasana contra la pared
- Adho Mukha Virasana con soporte
- Upavista Konasana con soporte
- Setu Bandha Sarvangasana
- Supta Baddha Konasana

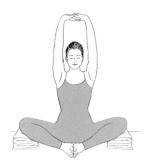

Baddha konasana contra la pared

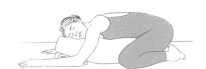

Adho Mukha Virasana con soporte

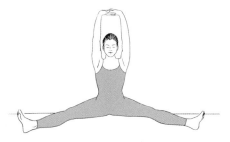

Upavista Konasana con soporte

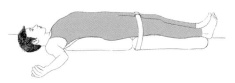

Setu Bandha Sarvangasana

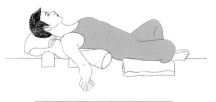

Supta Baddha Konasana

SECUENCIA PARA EL SEGUNDO TRIMESTRE DE EMBARAZO (aprox. 40 min.)

Las posturas que se pueden hacer están en el capítulo 3 del libro. Esta secuencia es únicamente una selección.

- Sukhasana con brazos en Parvatasana
- Cuadrupedia: redondear y abrir
- Cuadrupediá: apertura lateral
- Adho Mukha Svanasana
- Adho Mukha Virasana
- Tadasana
- Parsvottanasana con silla
- Utthita Trikonasana con silla
- Upavistha Konasana
- Supta Baddha Konasana
- Savasana

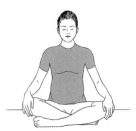

Sukhasana con brazos en Parvatasana

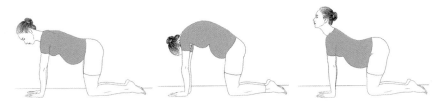

Cuadrupedia: redondear y abrir

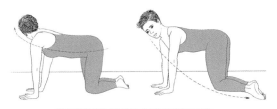

Cuadrupedia: apertura lateral

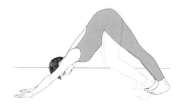

Adho Mukha Svanasana

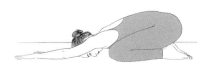

Adho Mukha Virasana

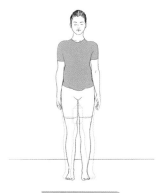

Tadasana

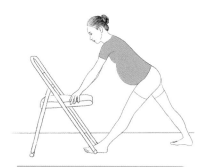

Parsvottanasana con silla

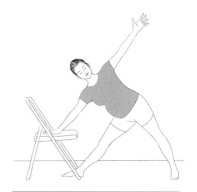

Utthita Trikonasana con silla

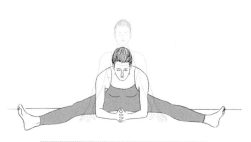

Upavistha Konasana

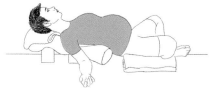

Supta Baddha Konasana

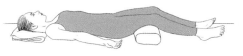

Savasana

SECUENCIA PARA EL POSTPARTO

Las posturas que se pueden hacer después de las 6 semanas de haber dado a luz están resumidas en el propio capítulo. Esta secuencia es únicamente una posibilidad.

- Reposo constructivo - Consciencia en la respiración
- Ardha Supta Tadasana
- Trabajo abdominal en reposo constructivo (variante 1 y 2 o solamente una de las dos)
- Cuadrupedia: redondear y abrir
- Medio plano inclinado
- Plano inclinado
- Adho Mukha Svanasana
- Adho Mukha Virasana
- Virabhadrasana II
- Vrksanana
- Uttanasana
- Setu Badhasana (con o sin bloques)
- Jathara Parivartanasa (torsión parabrisas)
- Viparita Karani
- Savasana

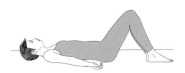

Reposo constructivo

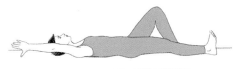

Ardha Supta Tadasana

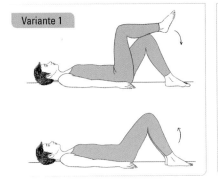

Variante 1

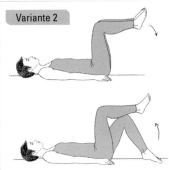

Variante 2

Trabajo abdominal en reposo constructivo (variante 1 y 2 o solamente una de las dos)

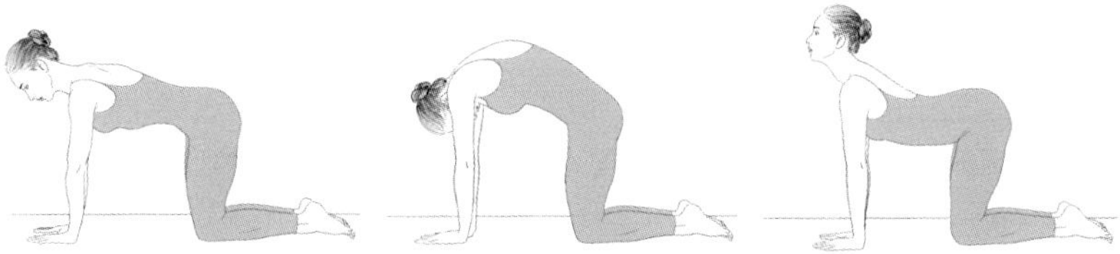

Cuadrupedia: redondear y abrir

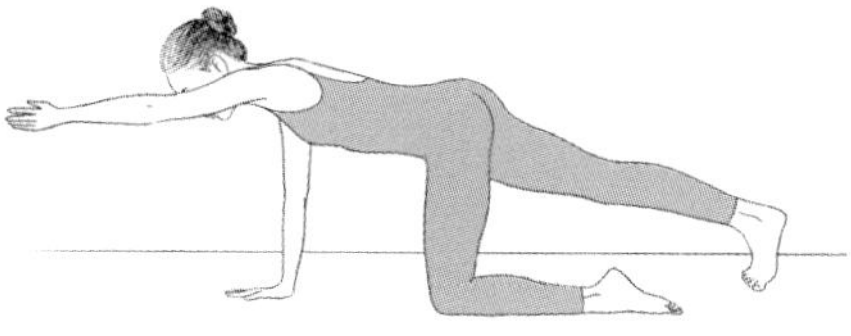

Medio plano inclinado

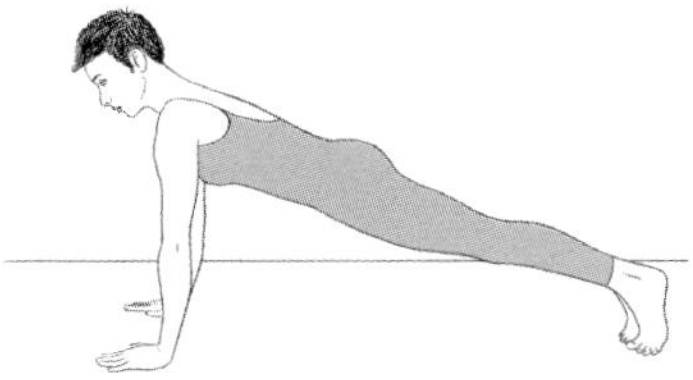

Plano inclinado

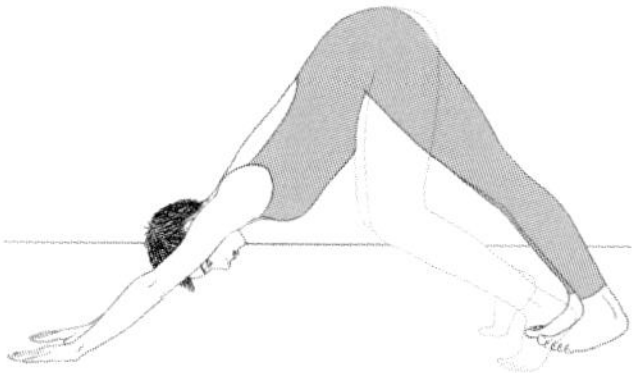

Adho Mukha Svanasana

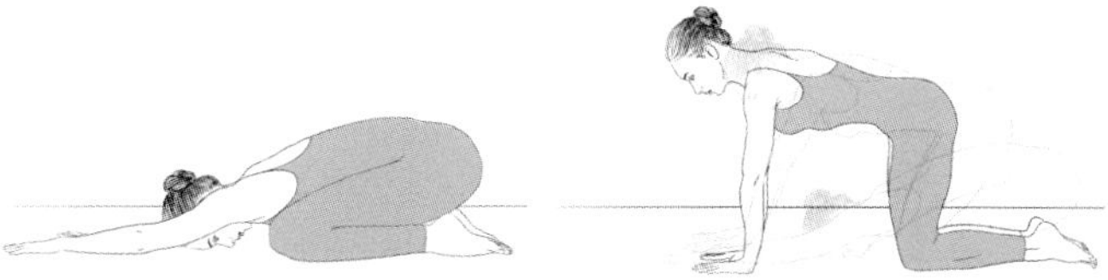

Adho Mukha Virasana

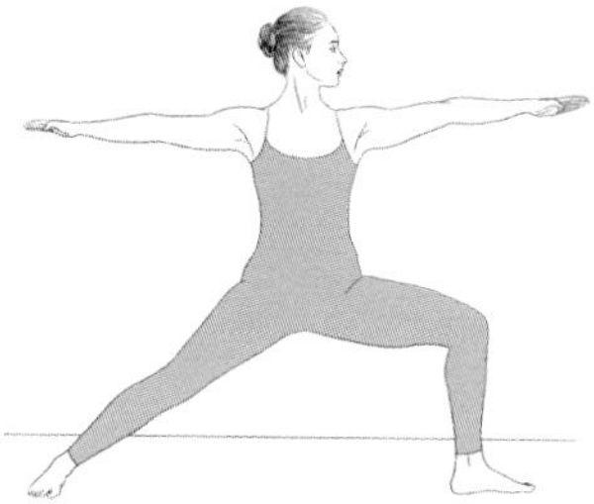

Virabhadrasana II

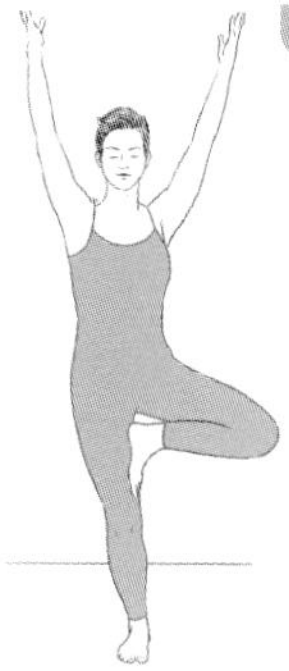

Vrksanana

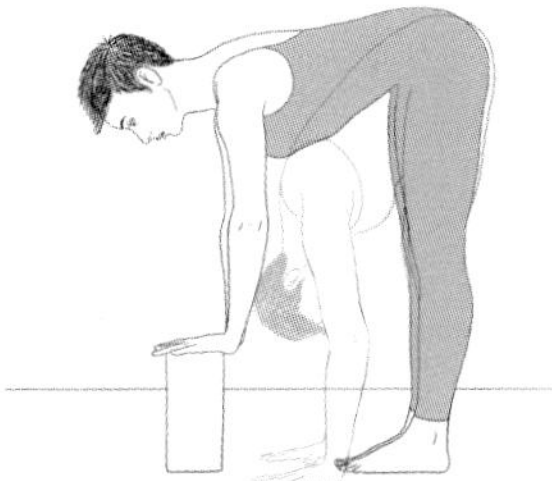

Uttanasana

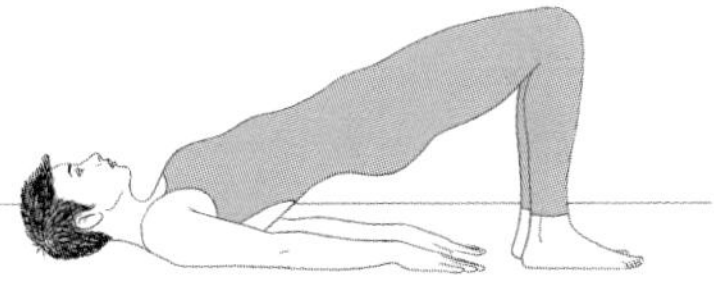

Setu Bandhasana

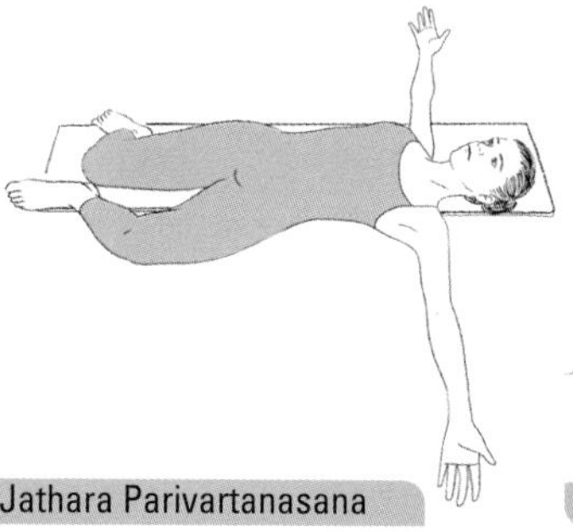

Jathara Parivartanasana

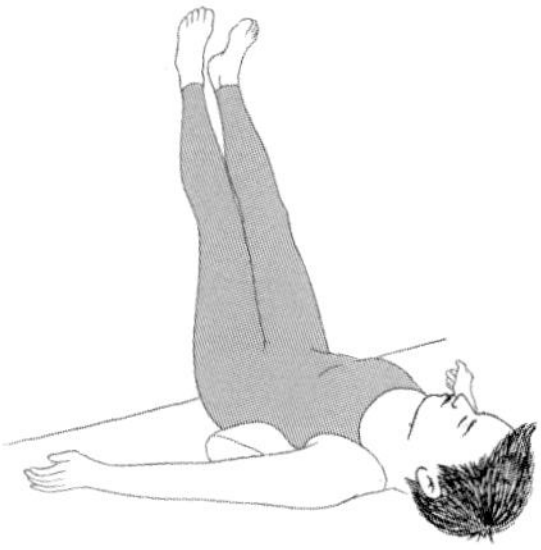

Viparita Karani

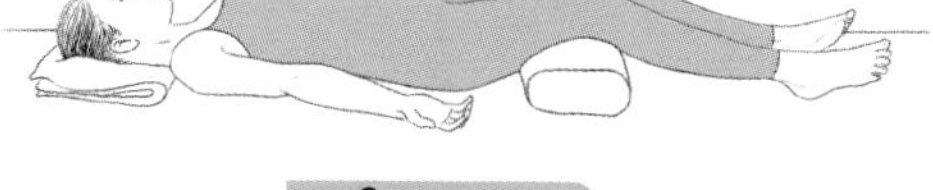

Savasana

SECUENCIA PARA LA MENOPAUSIA (aprox. 40 min.)

Las secuencias básicas se pueden hacer durante la menopausia, es importante también aquí escuchar el propio cuerpo para adaptar el esfuerzo a cada momento. Os sugiero la siguiente práctica si estáis notando algunos de los síntomas relacionados con la menopausia.

- Supta Baddha Konasana
- Cuadrupedia: redondear abrir
- Medio plano inclinado
- Plano inclinado
- Adho Mukha Virasana
- Adho Mukha Svanasana
- Zancada baja/Zancada alta
- Torsión en zancada
- Vrksasana
- Prasarita Padottanasana
- Sarvangasana
- Halasana
- Setu Bandhasana
- Jathara Parivartanasana (parabrisas)
- Savasana

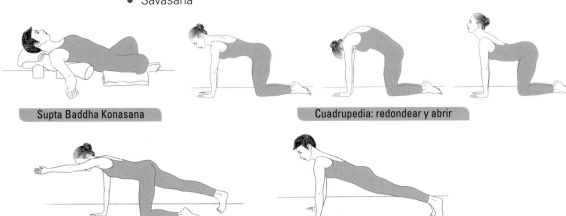

Supta Baddha Konasana

Cuadrupedia: redondear y abrir

Medio plano inclinado

Plano inclinado

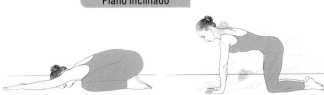

Adho Mukha Virasana

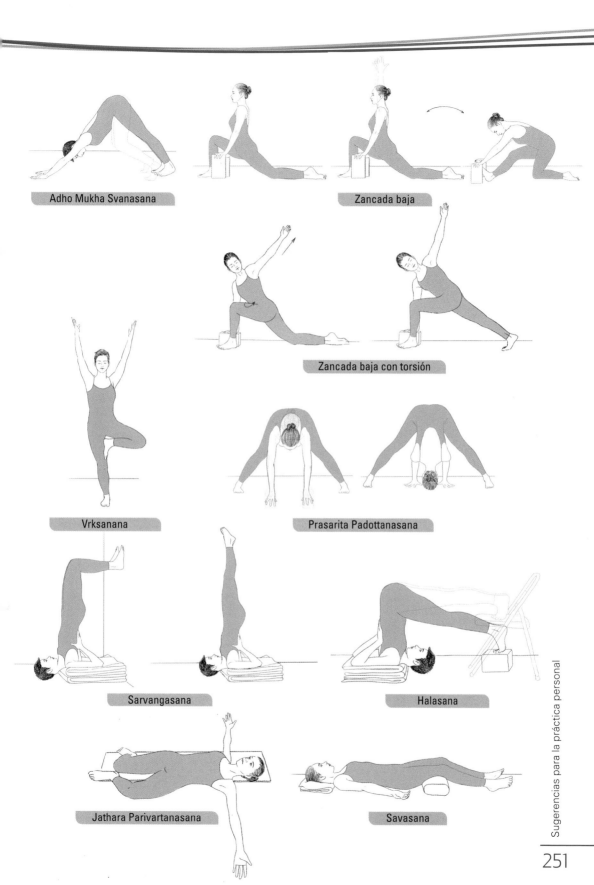

Adho Mukha Svanasana

Zancada baja

Zancada baja con torsión

Vrksanana

Prasarita Padottanasana

Sarvangasana

Halasana

Jathara Parivartanasana

Savasana

BIBLIOGRAFÍA

Balaskas, Janet: *Active birth*, Harvard Common Press, Harvard, 1992.

Balaskas, Janet: *Yoga, embarazo y nacimiento*, Kairós, Barcelona, 1994.

Calais-Germain, Blandine: *Anatomía para el movimiento, tomó I*, La Liebre de Marzo, Barcelona, 2002.

Calais-Germain, Blandine: *El periné femenino y el parto*, La Liebre de Marzo, Barcelona, 2002.

Clennel, Bobby: *The Woman's Yoga Book*, Shambala, 2007.

Farhi, Donna: *El gran libro de la respiración*, Fundación Alternativas, Madrid, 1998.

Farhi, Donna: *Yoga, Mind, Body & Spirit*, Owl Books, 2000.

Fahri, Donna y Stuart, Leila: *Hacia la estabilidad y la cohesión desde el núcleo central*, Ediciones Tutor, Madrid, 2017.

Fishman, Loren y Saltonstall, Ellen: *Yoga for Osteoporosis*, Norton, 2010.

Francina, Suza: *Yoga and the wisdom of Menopause*, HCI, 2003.

Freedman, F. Barbara: *Yoga para el embarazo, parto y más*, Editorial H. Blume, Barcelona, 2005.

Gray, Miranda: *The optimized woman*, O Books, 2009.

Grossmann Camps, Mireia: *El suelo pélvico al descubierto*, RBA, Barcelona, 2020.

Hanson Lasater, Judith: *30 essential yoga poses*, Rodmell Press, Canadá, 2003.

Hanson Lasater, Judith: *Yogabody*, Shambala, Londres, 2009.

Hanson Lasater, Judith: *Relax and renew*, Rodmell Press, Canadá, 2011.

Hanson Lasater, Judith: *Yoga Myths*, Shambala, Londres, 2020.

Iyengar, Geeta S.: *Yoga para la mujer*, Kairós, Barcelona, 1983.

Iyengar, B.K.S.: *Luz sobre el yoga*, Kairós, Barcelona,1991.

Koch, Liz.: *Core Awareness*, North Atlantic Books, Berkeley, 2012.

Northrup, Christiana: *Cuerpo de mujer, sabiduría de mujer*, Urano, Barcelona, 2012.

Northrup, Christiana: *Madres e hijas,* Urano, Barcelona, 2005.

Northrup, Christiana: *La sabiduría de la menopausia,* Urano, Barcelona, 1999.

Odent, Michel: *El bebé es un mamífero*, Editorial Mándala, Madrid, 1990.

Pérez San Martín, Pabla: *Manual introductoria a la Ginecología Natural*, Ginecosofía Ediciones, 2009.

Sparrow, Linda y Walden, Patricia: *The woman's book of Yoga & Health*, Shambala, Londres, 2002.

Sparrow, Linda y Walden, Patricia: *Yoga for a healthy menstrual cycle*, Shambala, Londres, 2004.

Teasdill, Wendy, *Yoga para el embarazo*, Gaia ediciones, Madrid, 1999.

ÍNDICE TEMÁTICO

PERCHÉ COL TEMPO CAMBIA TUTTO LO SAI,
CAMBIAMO ANCHE NOI

—*Anima fragile,* Vasco Rossi